JN300995

イラスト版 歯のしくみとケア

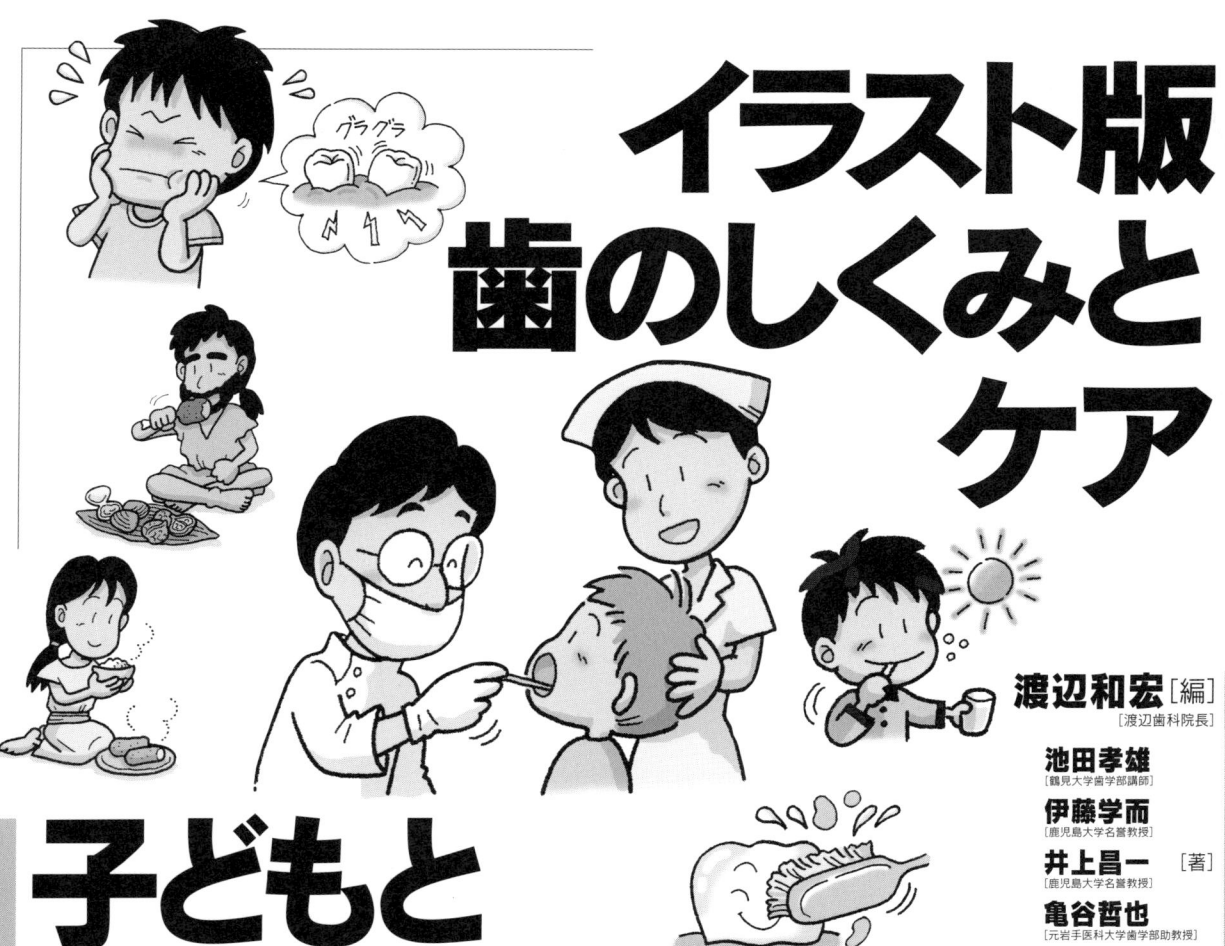

子どもとマスターする健康な歯の育て方

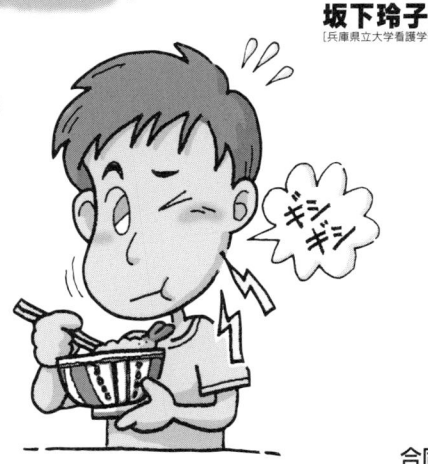

渡辺和宏 [編]
[渡辺歯科院長]

池田孝雄
[鶴見大学歯学部講師]

伊藤学而
[鹿児島大学名誉教授]

井上昌一 [著]
[鹿児島大学名誉教授]

亀谷哲也
[元岩手医科大学歯学部助教授]

坂下玲子
[兵庫県立大学看護学部教授]

合同出版

この本を読まれるみなさまに

　生後8カ月くらいの赤ちゃんを抱きしめて、お母さんは歯科医院にやってきます。「先生！歯が生えはじめたんですよ、見てください」
　子どもの歯を心配するお母さんの質問は、歯みがき、むし歯予防、指しゃぶり、哺乳、固形食移行などなど、たくさんあります。「わかりました。むし歯や、歯肉炎にならず、よくかめるきれいな歯ならびの子どもに育てたいのではないですか？」と言うと「そうです、一生、歯で悩まない子に育てたいと思います。どう育てたらよいのですか？」と質問が返ってきます。この本は、「健康な口の子どもに育てたい！」そんなお母様方の質問に、ぴったりと答えられる内容です。
　赤ちゃんは時間の経過とともに成長し、もちろん口腔の機能も形態も成長に伴う変化をみせます。その時間の経過にともない、子どもは育つ環境からの影響を受けて成長します。たとえばむし歯が生えてくるのではなく、生後の食環境が影響してむし歯ができるのです。また同じむし歯でも、正常に近い自覚症状のないむし歯から、進行して痛みを感じ始めたむし歯、もう末期で抜歯しか方法がないものまで症状の幅は広いのです。初期の症状のうちに見つけ、歯科医の専門的な管理を受ければ、より治療侵襲の少ない削らない治療を選ぶことができます。もちろん、はじめから、良い育児環境で育てれば、むし歯や歯肉炎のない健康な歯とあごに育てることもできます。
　口の主な仕事は、食べることであり、何をいつどのように食べるかが大きな環境要因です。よりよい子育てには、食生活と生活リズムなどと言われるひろい視野での育児環境の整備が大切です。なるべく正常性を維持して、じょうぶな子どもに育てられれば、子育てとしては大成功です。
　さて、内容は目次の通りですが、第1章は解剖学や生理学的なしくみ、第2章は環境と口の健康として、食生活と顔つきや、むし歯の歴史、世界各地の歯科の病気のようす　第3章は、生後直後からどのように育てたら、あごの発育や咀嚼（そしゃく）機能の発達、歯ならびなどに問題のない健康な口の子どもに育つのかを述べています。そして第4章ではむし歯や歯肉炎の予防・治療・ケアについて、第5章では歯のかみ合わせについて、どうして歯ならびの悪い子が増えたのか、不正咬合（ふせいこうごう）のタイプや治療について説明しています。そして第6章ではじょうぶな歯とあごを育て維持するためにとして、より健康な子育てとヘルスプロモー

ションと未来について語っています。

　少子化、核家族化、生活習慣病の若年化、都市化した文明社会など、のびのびと子育てがおこなえる環境とは言いにくい現代です。子どもたちの毎日の生活がどの方向に向かえば良いのか、早寝・早起きの生活リズム、空腹で食事をむかえることの大切さ、伝統食と食文化などにいくつかのヒントを提起しています。われわれの未来は、健康な子どもたちに夢を託すしか方法はありません。

　この本の執筆陣は、長年、予防歯科・矯正歯科・小児歯科の専門医、歯科保健学の研究者、そして現場で毎日子どもと保護者に接している歯科医です。

　医科・歯科の専門用語を多用して説明すれば、専門家には簡潔明瞭なのですが、今の子どもたちがかかえる歯の問題を一般の方々にこそわかってもらいたいという編集の目的から、できるだけやさしい言葉で、家庭でなにをしたらよいかを説明するようにこころがけました。その反面で、やや正確さを欠く表現になってしまった点もあります。より深く学びたい場合には、参考に示した文献などに当たってほしいと思っております。

　本書が子どもたちの、その70年後、80年後の健康を守る知識を提供できれば、望外の喜びです。

編者
渡辺　和宏

もくじ

この本を読まれるみなさまに　　渡辺和宏

第1章　歯とあごの基礎知識
1　歯とあごの役割 …………………………………………………… 8
2　あごと口の中のようす …………………………………………… 12
3　歯の構造 …………………………………………………………… 14
4　赤ちゃんの歯から永久歯へ ……………………………………… 16
5　親知らずはいつ生えるか ………………………………………… 20
6　ほ乳類の食性と歯 ………………………………………………… 22

第2章　環境と口の健康
7　ヒトと類人猿の顔のちがい ……………………………………… 24
8　なぜ人の歯ならびは悪いのか？ ………………………………… 26
9　食生活とあごの変化 ……………………………………………… 28
10　歯を失うさまざまな原因 ………………………………………… 30
11　むし歯の歴史 ……………………………………………………… 32
12　食生活の変化と口の病気 ………………………………………… 34

第3章　歯とあごの発達と歯科保健
13　かむはたらき・のみ込むしくみ ………………………………… 36
14　そしゃく器官の発達 ……………………………………………… 40
15　母乳が赤ちゃんのかむ力を育てる ……………………………… 42
16　赤ちゃんから大人の食事へ ……………………………………… 44
17　生活リズム＝食べる・遊ぶ・寝る ……………………………… 46
18　空腹から満腹へ …………………………………………………… 48

第4章　むし歯・歯肉の病気の予防　治療とケア
19　口の中の病気は食生活に原因がある …………………………… 50

20	歯ならびの悪い・あごが未発達の子ども	50
21	あご・かむ機能をしらべる方法	56
22	歯科健診で発見できるトラブル	58
23	むし歯って何だ	62
24	むし歯・歯周病を予防する	64
25	むし歯かな？　と思ったら	66
26	歯周病・歯肉炎・歯石って何？	68
27	自分でおこなう歯の健康管理（セルフ・ケア）	70
28	歯科医による健康管理（プロフェッショナル・ケア）	74
29	歯がすり減る原因	76
30	歯のけがの治し方	78
31	口の粘膜の病気	80

第5章　歯のかみ合わせがおかしい

32	乳幼児のトラブルのある歯ならび	82
33	乳歯のときに治療したい歯ならび	84
34	子どもたちのあごが弱っている	86
35	矯正治療をおこなう時期は？	88
36	矯正治療のあらまし	90
37	歯ならび治療のめやす●イギリスのガイドライン	94

第6章　じょうぶな歯とあごを育て維持するために

| 38 | 全身の健康は口から | 96 |
| 39 | ヘルスプロモーションの目標 | 98 |

子どもたちの口の健康を守るために　　　坂下玲子

参考文献

1 歯とあごの役割

口は食べものを取り込む大切な器官ですが、同時に、話したり、呼吸をしたりするためにも不可欠な器官です。私たちは歯で食べものをかんでこまかくし、だ液とまぜ合わせて味わい、舌とのどのうごきでのみ込みます。永久歯（大人の歯）は上も下もおなじですが、前歯4本、犬歯2本、小臼歯（きゅうし）4本、大臼歯6本生えていて、左右がおなじで、上下がかみ合うようにできています。これらの歯はそれぞれに役割を持っていて、ヒトの食性に一致したならびかたなのです。

歯をかみ合わせるためにあごをうごかしますが、あごをうごかす筋肉は下あごだけに付いていて、下あごだけが上下します。あごは言葉を発するためにとても重要な器官です。言葉を通じたコミュニケーションが人類の文明を築き上げたとすると、あごは文明を支える器官といっても過言ではありません。あごの発達は人類にとっても個人の歯の健康にとっても重要な役割を負っています。

1 歯の4つのとくちょう

ヒトの歯は上のあご、下のあごに各16本ずつ、計32本あります。歯には4つの種類があります。それぞれ名前があり、その形にあった機能が備わっています。

- 前歯──うすいノミのような形をした歯
- 犬歯──とがったヤリのような形をした歯（糸切り歯ともいいます）
- 小臼歯──前歯・犬歯と奥歯の中間の形をした歯
- 大臼歯──臼（うす）のような形で、表面に小さい突起や溝のある大きな歯。手前から第1大臼歯（6歳臼歯）、第2大臼歯（12歳臼歯）、第3大臼歯（親知らず）

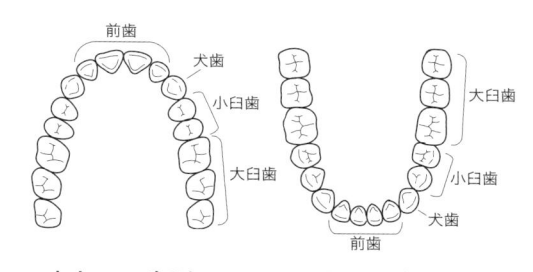

上あごの歯列　　下あごの歯列

2 それぞれの歯の役割

- 前歯──麺類、果物などの軟らかいものを口の中にとり込める大きさにザクザクとかみ切ります。日本人（モンゴロイド）の歯は白人種（コーカソイド）に比べて厚みがあります。
- 犬歯──肉のような硬い塊をかみ裂きます。
- 小臼歯──大きいもの、硬いものをかんでほぐします。
- 大臼歯──穀物やのみ込む前の食べものをすり潰します。

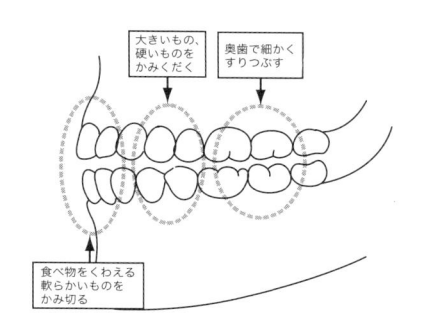

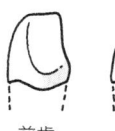

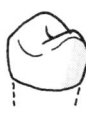

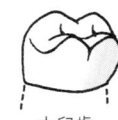

大きいもの、硬いものをかみくだく　　奥歯で細かくすりつぶす

食べ物をくわえる　軟らかいものをかみ切る

前歯　犬歯　小臼歯　大臼歯

3　食べる

　食べものを口に入れて、かむ、のみ込むの一連の動作を食べるといいます。おいしく、たのしく食べるためには、歯、舌、のど、鼻、目や耳の感覚が関係しています。

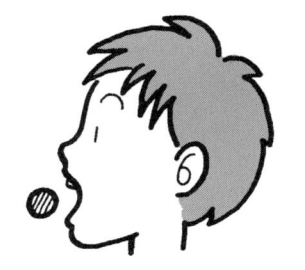

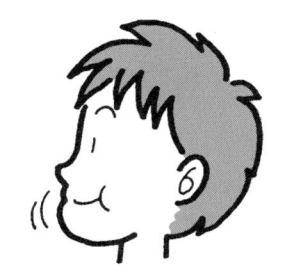

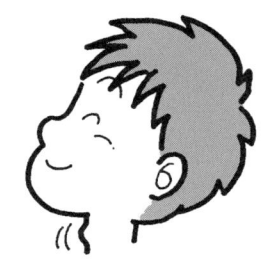

4　楽しく食べる、おいしく食べる

　からだが成長し、活動するには食べものが不可欠ですから、食べることは命を支える本能的な行動です。人類は生存の条件をひろげるためにさまざまな動植物を食べものとして口にしてきました。そして、安全においしく食べるために調理法を工夫して食文化を発達させてきました。

- おなかがすく
- 目で見て、匂いをかいで食べものだと判断する
- おいしそうな匂いで食べたくなる
- 脳が刺激されてだ液が出てくる
- くちびるや歯、舌や口の中全体でおいしい食べものだと感じる
- のみ込める大きさにまでかみ、だ液とまぜ合わせる
- のみ込む。食道を通って胃に到達する
- このくり返しでおなかが一杯になる

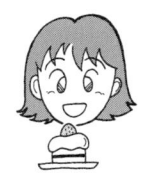

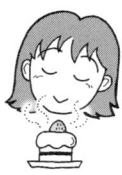

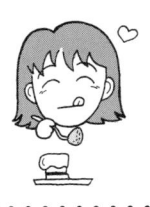

5　片側の歯でかんでいませんか

　舌は食べものを口の中で右左前後にうごかしていますが、多くの人は片側の歯だけをつかっています。自分が左右どちら側の歯をつかっているか、意識してみましょう。極端に一方側の歯だけをつかっているとトラブルが起こることがあります。

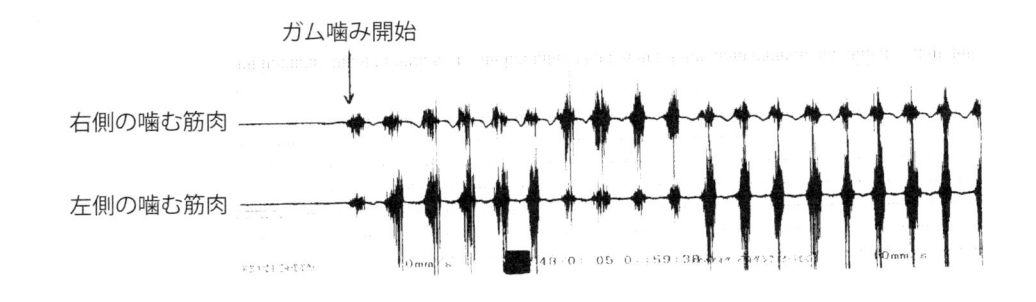

ガム噛み開始

右側の噛む筋肉

左側の噛む筋肉

6 歯の感覚

　歯には異物を感知する鋭い感覚があります。歯が異物をかむと、その瞬間、反射的にかむのを止め、口が開きます。砂粒をかんでガリッという音でびっくりすることがあります。このはたらきで異物をのみ込むことを防いでいます。異物を感知する感覚は歯根膜（しこんまく）にあります。歯根膜はうすい線維の膜で、歯とあごの骨を結びつけています。歯根膜には神経の末端がきています（15 ページ参照）。

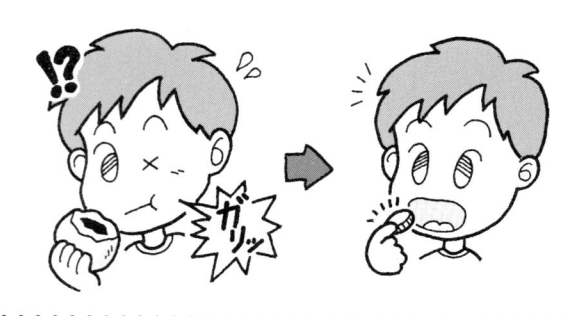

7 口から音が出る

　　肺から気管を通って声門を振動した空気が音声です。声帯はのどの奥、気管の入り口にあります。

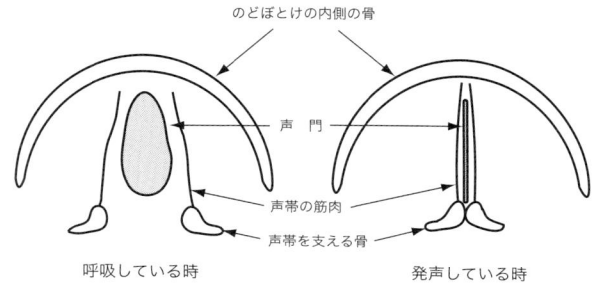

声帯の状態

呼吸している時　　　発声している時

のどぼとけの内側の骨
声門
声帯の筋肉
声帯を支える骨

8 言葉を発音する

　音声のひとつである言葉は、舌、あご、前歯、くちびるなどの微妙なうごきによって発音されます。イラストは"ウー"の音を出すときの舌と上あご、のどの奥の状態を表したものです。

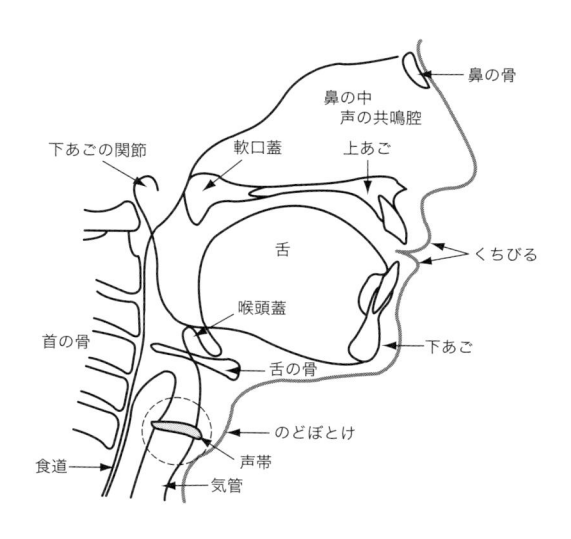

鼻の骨
鼻の中
声の共鳴腔
下あごの関節
軟口蓋
上あご
舌
くちびる
喉頭蓋
首の骨
舌の骨
下あご
のどぼとけ
食道
声帯
気管

9 呼吸する

　鼻がつまっていない人は、ふつう鼻で呼吸をしています。はげしい運動をしたり、力仕事をしたときは、口からも息を吸います。大量の酸素をとり込むためです。

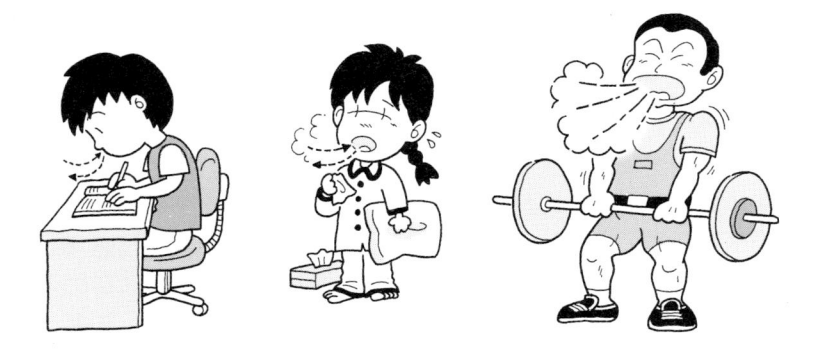

10 口呼吸をつづけると

　口呼吸や舌を突き出すクセがあると、上下の前歯が突き出してしまうことがあります。このため、前歯でかめなくなります。

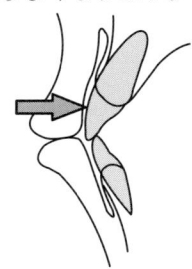

くちびるは前歯を押さえるはたらきもある

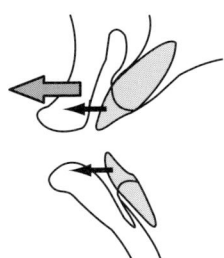

口が開いていると、前歯が突き出してくることもある

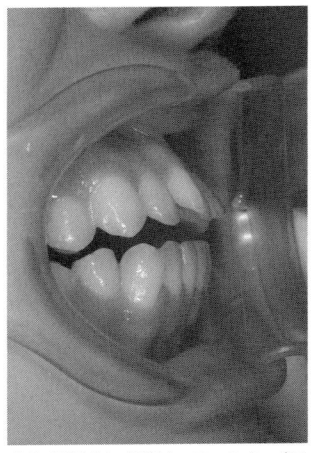

前歯が前方に傾斜しています。（ヨコから撮影）

11 口で意思を伝える

　人は、顔の表情でも意思を伝えます。「目は口ほどにものを言う」という格言は、言葉以外の表現の重要さを強調したものです。喜怒哀楽の表現には、口が大きなはたらきをして、笑う、泣く、怒る、痛いなどの感情を伝えます。

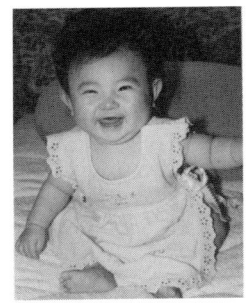

笑う赤ちゃん

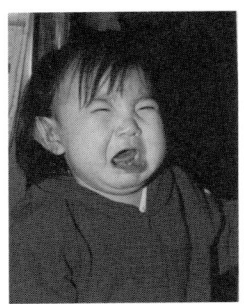

泣く赤ちゃん

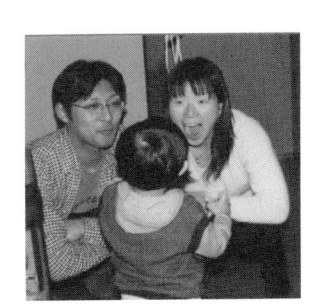

大人の表情を理解できます

2 あごと口の中のようす

口を開けると、上下の白い歯、下の歯にかこまれた舌、大きく開けるとのどの奥までみえます。

あごの骨には歯と歯茎がありますから、直接みえませんが、耳の付け根から下あご、口のまわり、頬のまわりを指で押していくと外側から下あごの骨の形を知ることができます。また、上下の歯茎を端から端まで指でなぞると、あごの形がU字形であることがわかります。

あごの筋肉も直接触ることはできませんが、歯を強くかむと耳の付け根あたりがうごくのがわかります。お米をよくかむとうごくことからここを「こめかみ」（米噛み）といいます。

口の中にある舌は筋肉の塊で、食べものを口の中でまぜ合わせたり、味を感じる大切な役割をします。口蓋（こうがい）は食べものをのみ込むときに鼻に入らないように穴をふさぐ役割をしています。

1 上あごと下あごのしくみ

上あごの骨（上顎骨＝じょうがくこつ）は、頬や鼻の骨などにつながっています。下あごの骨（下顎骨＝かがくこつ）は、関節で支えられ、下あごをうごかす筋肉でつり下げられています。歯が生えているところを歯槽骨（しそうこつ）といいます。永久歯が抜けると歯槽骨は吸収されてしまいます。

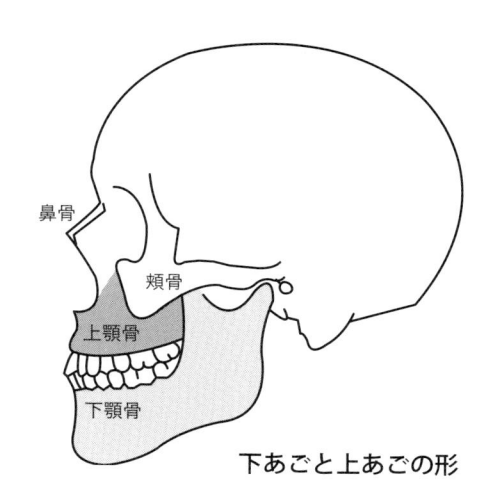

鼻骨
頬骨
上顎骨
下顎骨

下あごと上あごの形

2 あごをうごかす筋肉

下あごに付いている筋肉で下あごがうごきます。心身がリラックスしているときは、口を閉じる筋肉ははたらかないため、下あごが少し下に下がり、口が開いた状態になります。ポカンとしているとき口が開いているのはこのためです。医学的にはこの位置を安静位といいます。

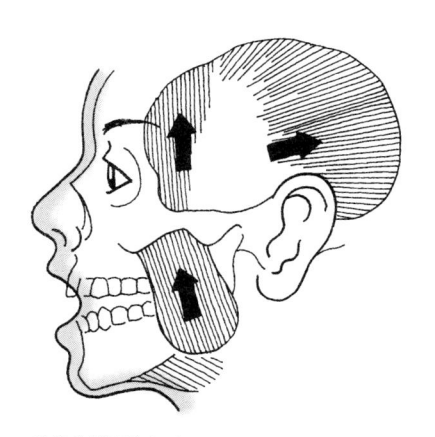

咬筋や側頭筋などによって上あごがあがります

3 だ液腺

　食べものを想像したり、口に入れたりすると、自然とだ液が出てきます。だ液は3カ所のだ液腺から自然に出てくる分泌液で、一日中分泌しています。口の中を乾燥から守ったり、清潔に保ったり、消化を助けたりします。最近、だ液の出る量が少ない子どもがふえています。乳幼児の時期に、食事のとき飲み物（ジュース、水など）をたくさんとるとだ液腺の発育が低下することが実験で証明されています。

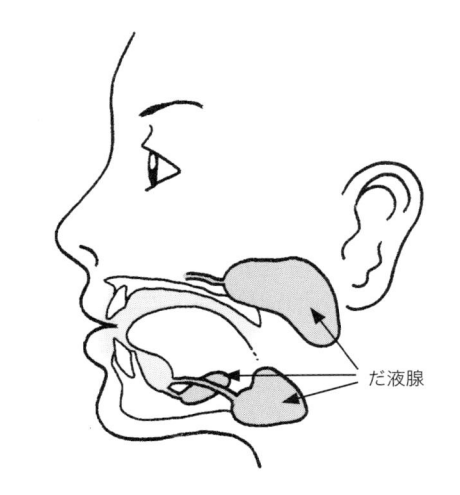

4 舌

　舌は、筋肉のかたまりです。口の中を自由にうごき、食べものをまぜ合わせたり、歯の間にはさまった食べカスをとったりします。舌の表面にはするどい味覚と触覚があります。食べものの味は舌の表面にある味蕾（みらい）で感じます。

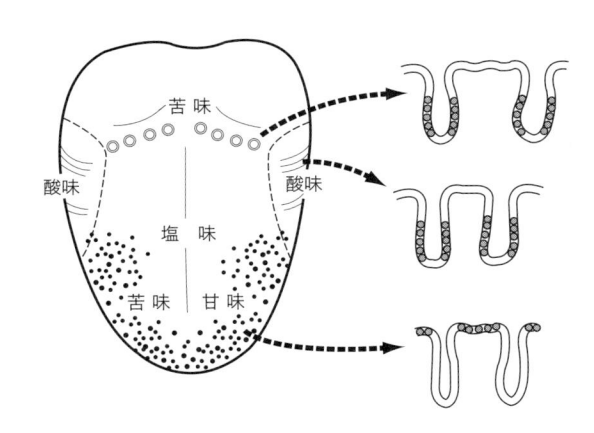

5 硬口蓋と軟口蓋

- 硬口蓋――上あごの丸みを帯びた天井を口蓋（こうがい）といいます。前の方は硬い粘膜（硬口蓋）になっています。
- 軟口蓋――のどに近い部分はうすい粘膜（軟口蓋）になっています。食べものをのみ込むとき、のどの粘膜と一緒にうごいて、鼻に通じる穴に食べものが入らないように穴をふさぎます。

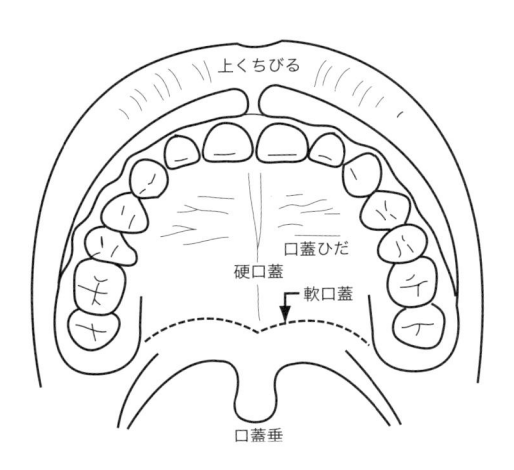

3 歯の構造

　ヒトの歯は4つの形がありますが、歯の構造はみんなおなじです。歯肉から出ている白い歯の部分を歯冠（しかん）、歯肉の中に埋まった部分を歯根（しこん）とよびます。歯冠の表面はエナメル質でおおわれ、歯根はうすいセメント質でおおわれています。

　歯の内部は象牙質（ぞうげしつ）と歯髄（しずい）でできています。エナメル質やセメント質、象牙質はカルシウムやリン酸などからできているとても硬い物質です。健康な歯を持っていれば、大抵の食べものをかみ砕くことができます。

　歯を支える組織を歯周組織といいます。あごの骨の一部で歯が生えてくる根元である歯槽骨、歯と歯槽骨をつなげている歯根膜、歯や歯槽骨をおおっている歯肉が歯のまわりを囲んで、あごから歯が抜けないようにしっかりと支えています。

　歯と歯周組織が健康でないと、からだ全体の健康度が低下していきます。

1 出ている歯と歯肉の中の歯

ヒトの歯は4つの形があります。なかの構造はどれもおなじです。

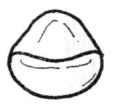

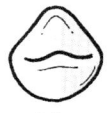

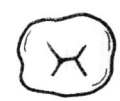

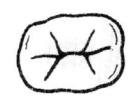

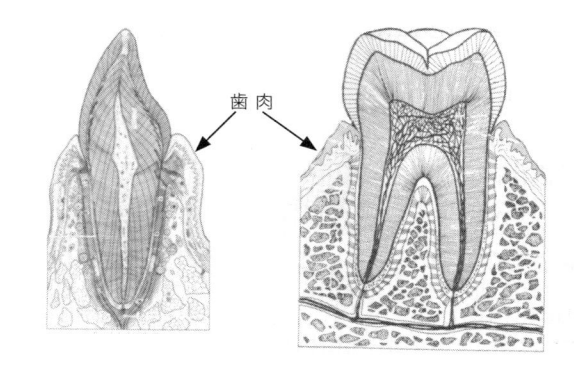

前歯　犬歯　小臼歯　大臼歯

歯肉

2 歯の表面はエナメル質

　エナメル質は、からだの中でいちばん硬い物質です。厚さは2〜2.5ミリですが、カルシウムとリン酸の結晶で、鉄より硬く、水晶とほぼおなじ硬さです。この硬さのおかげで硬い食べものもかみ切ったり、すりつぶしたりすることができるわけです。しかし、細菌が出す酸に溶けるという弱点があります（62ページ参照）。

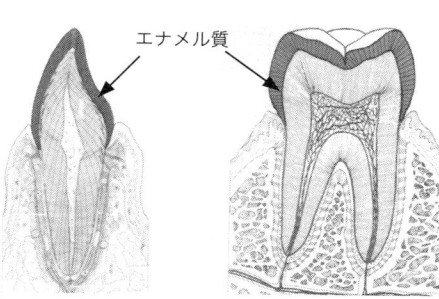

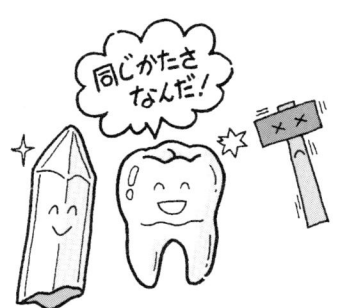

エナメル質

同じかたさなんだ！

3 象牙質に穴があくと歯痛を感じる

エナメル質の下にある象牙質の厚さは2〜3.5ミリで、歯の神経である歯髄（しずい）に接しています。エナメル質より軟らかく、骨よりはやや硬くできています。むし歯が象牙質まですすむと歯痛を感じるようになります。

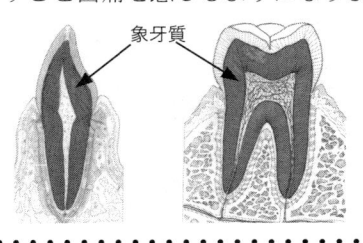

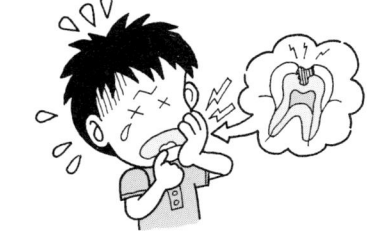

4 歯髄は歯の神経

歯髄は歯の中心にあり、歯の神経といわれています。血管や神経が集まった軟らかい組織で、歯に栄養をあたえています。むし歯でなくても冷たい水をのむと歯髄が刺激を受けて痛みを感じます。歯髄までむし歯が達すると痛くてがまんできません。

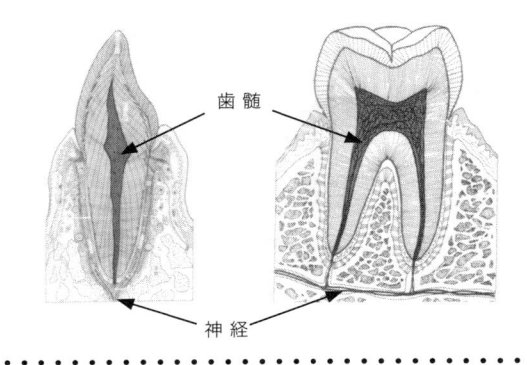

5 セメント質はごくうすい層

セメント質は歯根（しこん）の表面をおおった厚さ0.1〜0.5ミリのうすい層です。このセメント質と歯根膜という線維の膜で、歯を歯槽骨に接着しています。

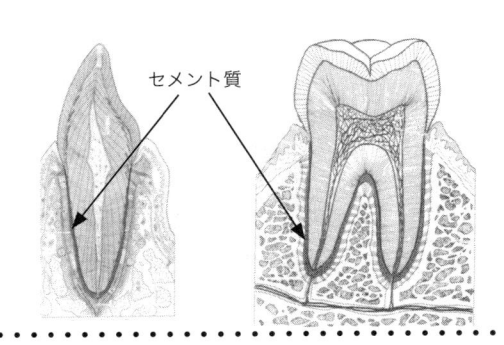

6 歯周組織

歯肉、歯槽骨、歯根膜が歯根の部分をくるんでしっかりと支えています。これを歯周組織とよびます。セメント質と細い線維の膜である歯根膜が接着していて、歯をあごの骨につなぎ止め、歯に力がかかるときにはクッションの役目をしています。歯と歯肉のすきまの部分を歯肉溝といい、ここに炎症が起こると、歯肉炎になります。

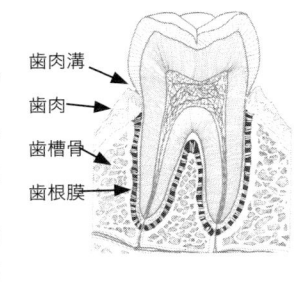

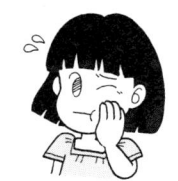

4 赤ちゃんの歯から永久歯へ

　歯は、お母さんのおなかの中にいるときにすでにつくられています。7週目ごろの胎児のあごの骨の中で歯の芽ができはじめます。歯の芽は少しずつ硬くなり、生後2、3カ月ごろから歯の頭ができ、しだいに大きくなって歯の根の部分がつくられます。生後8、9カ月ごろには、まず下の前歯（乳中切歯）が生えてきます。歯が全部生え終わるのは2歳半ごろまでで、20本が生えそろって乳歯列（にゅうしれつ）が完成します。

　小学校入学のころには大人の歯（永久歯）が生えはじめ、子どもの歯と大人の歯が一緒にみられます。この時期を混合歯列期といいます。11歳から13歳ごろにはほとんどの乳歯が永久歯に生えかわります。

　12歳すぎには、最後の永久歯である親知らず（第3大臼歯）を除く上下28本の永久歯列が生え、口の中は大人になります。4本の親知らずが生える時期はまちまちで、生えてこない人もいます。

1 乳歯の歯ならび

あごの上でU字型にならんでいる歯を歯列（しれつ）といいます。

●乳歯列──乳歯列は2歳半ごろにできあがります。
・前歯（中切歯と側切歯）──8本
・乳犬歯──4本
・第1乳臼歯──4本
・第2乳臼歯──4本

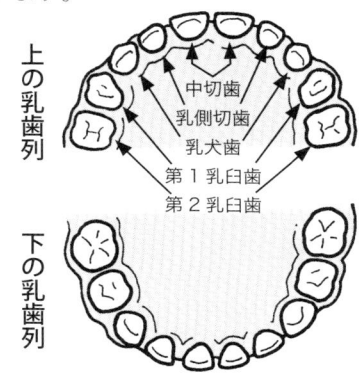

上の乳歯列：中切歯／乳側切歯／乳犬歯／第1乳臼歯／第2乳臼歯
下の乳歯列

2 混合歯列から永久歯へ

　5歳半から6歳ごろになると、永久歯に生えかわりが始まり、この時期には乳歯と永久歯がまじっています。6歳ごろ第1大臼歯（6歳臼歯）が生えはじめます。

●永久歯列──11歳から13歳ごろには、乳歯がすべてぬけかわって永久歯だけになります。

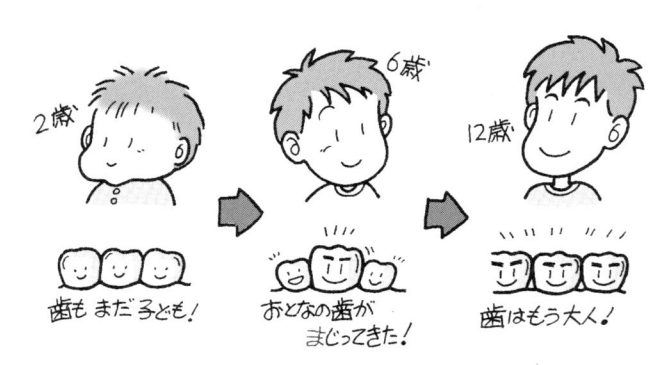

2歳　歯も まだ 子ども！
6歳　おとなの歯が まじってきた！
12歳　歯はもう大人！

3 ヒトの歯は二生歯性

　ヒトの歯は「二生歯性」(にせいしせい)という性質を持っています。乳歯から永久歯へと、2種類の歯が生えてくる性質のことです。この二生歯性は、あごの成長に合わせて歯ならびを整えるためと考えられています。ただし、第1・2・3の大臼歯は乳歯にはなく、永久歯で生えてくるため加生歯(かせいし)とよばれます。

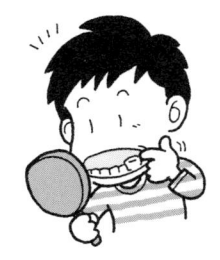

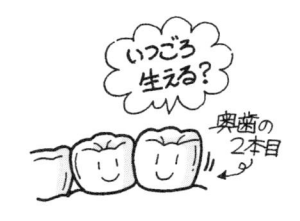

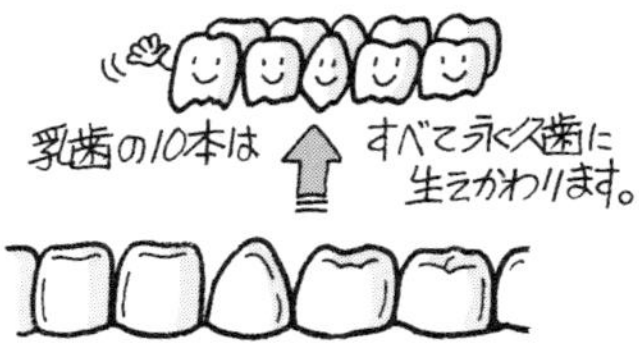

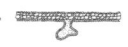

4 乳歯の一生

●歯の芽誕生
妊娠7週目ごろに歯のもとになる芽ができます。

●歯の成長 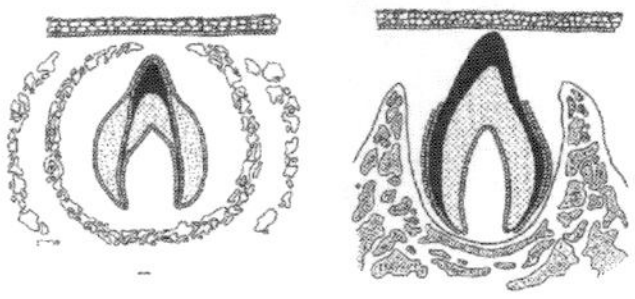
妊娠4カ月ごろから胎児の歯の石灰化がはじまります。
生後1〜2カ月ごろから歯冠ができます。

●萌出(ほうしゅつ) 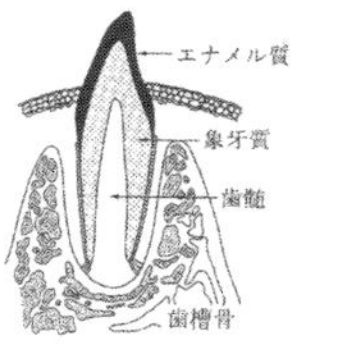
生後8カ月ごろ歯肉から出てきます。

●根の吸収 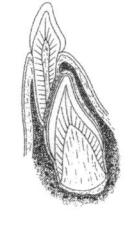
4歳ごろから歯根の吸収が始まり、永久歯列への交換の準備がはじまります。

●歯の脱落 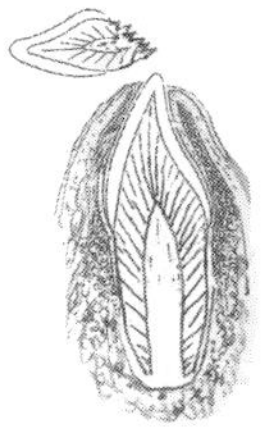
6歳ごろより乳歯が抜けて、永久歯が生えてきます。

5 乳歯が生える時期

　乳歯は8カ月ごろに下の前歯から生えはじめ、2歳半ごろに20本全部が生えそろいます。ただし、生えてくる時期や順序には個人差があります。

●8、9カ月ごろ
はじめに下の前歯が生えます。

●10カ月ごろ
上の前歯が生えます。

●1歳ごろ
上下の前歯4本ずつになります。

●1歳半ごろ
奥の歯が生えて12本になります。

●3歳ごろ
20本すべてが生えそろいます。

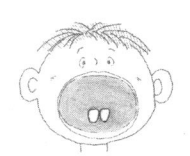

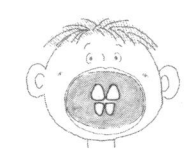

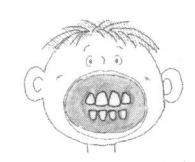

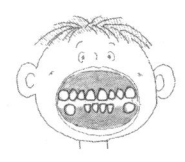

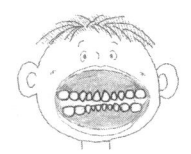

6　6歳臼歯が生える

永久歯の3本の奥歯のうち、いちばん手前に生える第1大臼歯が生えてきます。6歳ごろに生えるので6歳臼歯とよびます。

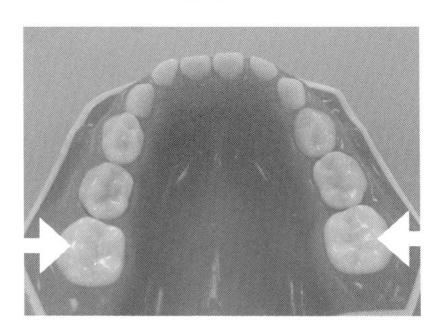

●6歳臼歯──写真手前の左右のいちばん大きな歯。乳歯列の後方から生えてきます。

7　永久歯が生える時期

6歳ごろから下あごの中切歯、側切歯、犬歯、乳臼歯が永久歯に生えかわります。

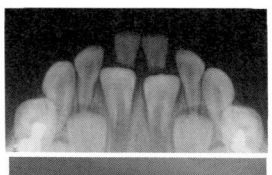

①エックス線写真では、乳前歯の歯根が吸収して、永久歯が交換しようとしています。

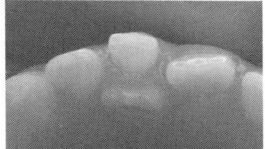

②乳歯の後ろに永久歯が顔を出しています。

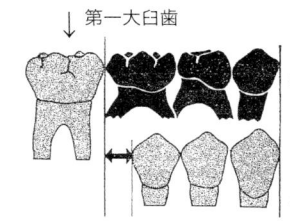

↓第一大臼歯

乳歯

永久歯

乳歯と永久歯とでは、永久歯の方が大きいのですが、乳歯のときにあったすきまで調整されて永久歯列になっていきます。

8　永久歯が生えてくる標準年齢

●永久歯の生える標準年齢

	上あご	下あご
中切歯	7～8歳	5～6歳
側切歯	7～9歳	6～7歳
犬歯	9～11歳	8～11歳
第1小臼歯	8～11歳	8～11歳
第2小臼歯	9～12歳	9～12歳
第1大臼歯（6歳臼歯）	5～7歳	5～7歳
第2大臼歯（12歳臼歯）	11～14歳	10～13歳
第3大臼歯（親知らず）	16～18歳	16～18歳

●歯列・咬合の発育表

●胎生7カ月──胎生期に乳歯の芽がすべてでき、成長を始めます。

●出生時──歯はまだ生えていませんが、あごの中で大きく育っています。

●9カ月──はじめて下の前歯から生えてきます。

●1歳──上からも前歯が生えてきます。

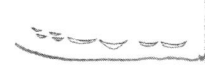

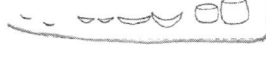

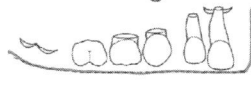

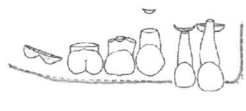

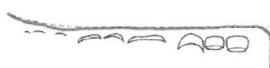

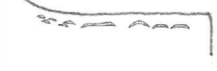

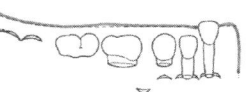

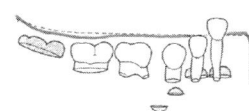

●2歳──奥の歯が生えてきます。

●3歳──乳歯20本すべてが生えそろい、乳歯列ができあがる。

●5歳──乳前歯の歯根で吸収がはじまっています（永久歯列への交換準備のはじまり）。

●6歳──第1大臼歯と下の前歯が生えてきます。

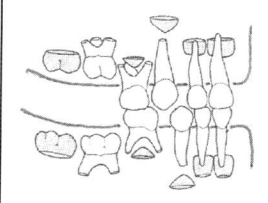

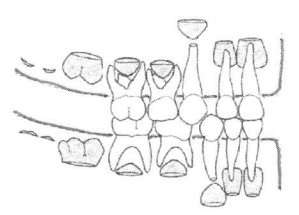

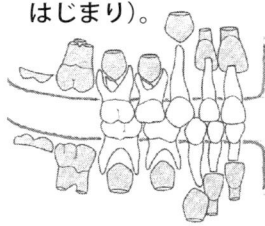

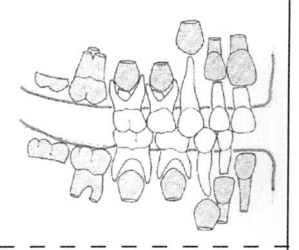

●7歳──上の前歯が生えてきます。

●8歳──上下の前歯が永久歯に生えかわります。

●9歳──前歯4本がそろいます。

●10歳──犬歯・小臼歯が生えはじめます。

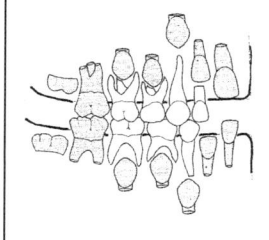

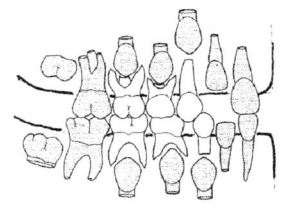

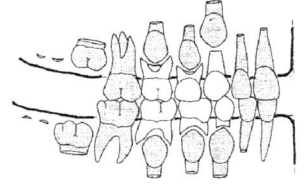

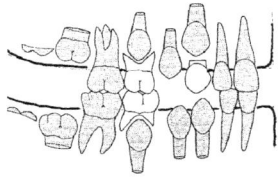

●11歳──乳歯すべてが抜け、永久歯だけになります。

●12歳──第2大臼歯が生えてきます。

●15歳──親知らずを除いた永久歯28本が生えそろい、永久歯列が完成します。

●21歳──親知らず（第3大臼歯）が生える時期は人によってちがいます。

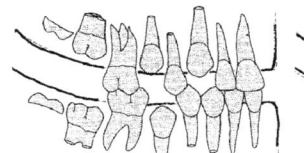

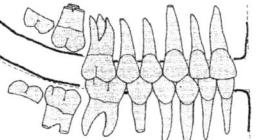

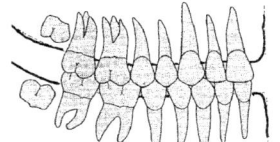

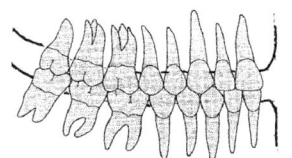

＊白い歯は乳歯、アミのかかった歯は永久歯。

5 親知らずはいつ生えるか

　永久歯がすべて生えると、上の歯と下の歯は合計で32本になりますが、このうち12本が大臼歯といわれる歯です。手前から第1大臼歯、第2大臼歯、第3大臼歯とよばれています。臼歯とよぶのは穀物を粉にする臼（うす）のような形をしているからです。手前から第1大臼歯（6歳臼歯）、第2大臼歯（12歳臼歯）、いちばん奥の第3大臼歯を"親知らず"（親不知歯）とよびます。最後に生えるこの歯（20歳前後）は子どもが親元を離れてから生えるため、親がこの歯が生えたことを知らないという事情からこの名がつけられたとされています。英語では、物事の分別がつく年頃になったときに生えてくることから、wisdom tooth（智歯）とよばれています。

　親知らずが、大人になっても生えない人もいます。親知らずが生えるとき歯肉に炎症を起こすことが多く、"親知らずが痛んだ"とか、"歯肉が腫れた"というトラブルが少なくありません。

1 親知らずってなに

　永久歯のいちばん奥に生える歯が第3大臼歯です（矢印）。第2大臼歯までは小中学生までに生えますが、第3大臼歯は最後に20歳前後から生えてきます。

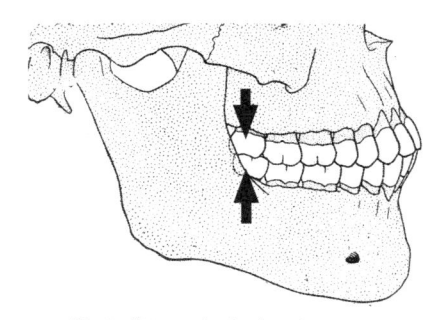

親知らずは、いちばん奥に生えてくる歯です。

2 スペースが足りないと生えてこない

　あごの骨の長さが短いか、歯が大きいと最後に生えてくる親知らずの場所がなくなって、途中で成長が止まってしまうか、生えてこないばあいもあります。このため、さまざまなトラブルが起こります。

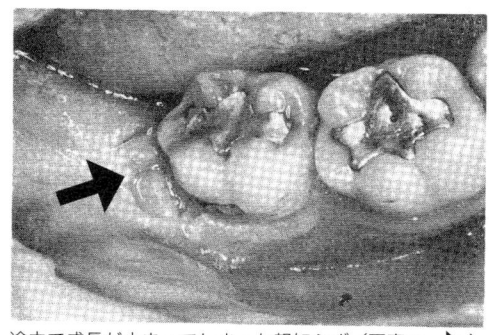

途中で成長が止まってしまった親知らず（写真の ➡）

3 親知らずのトラブル

親知らずが半萌出（ほうしゅつ）の状態のままだと、歯肉が細菌感染されやすくなり、歯周炎が起こりやすくなります。口の奥は自浄作用がはたらきにくく不潔になりやすいので、奥歯はむし歯にもなりやすいのです。

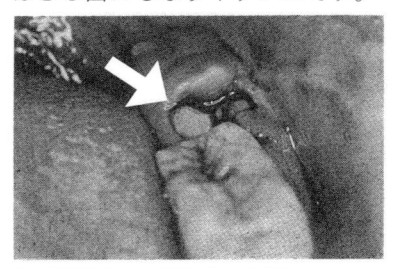

少し顔を出した親知らずと歯周炎

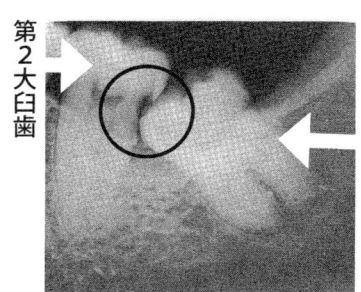

第２大臼歯の後方部が不潔になり、むし歯ができています。

4 親知らずの治療

親知らずが生えていても、多くのばあい（82％）上下の奥歯がかみ合っていないとされています。また、健全な親知らずはわずかで（3％）、歯周ポケット（歯と歯肉の間の溝→68ページ参照）が3ミリ以上のものが多いとされています。炎症や痛みがあるケースでは、抜歯した方がよいと考えられています（成人の歯科患者271名の調査、平田ほか、1995）。

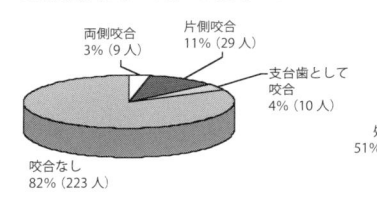

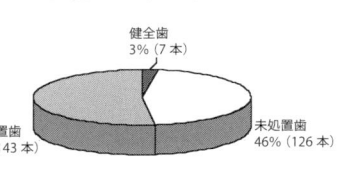

●親知らずのかみ合わせ
- 両側咬合 3%（9人）
- 片側咬合 11%（29人）
- 支台歯として咬合 4%（10人）
- 咬合なし 82%（223人）

●親知らずの状態
- 健全歯 3%（7本）
- 処置歯 51%（143本）
- 未処置歯 46%（126本）

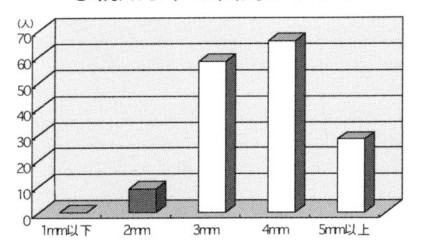

●親知らずの歯周ポケット（1mm以下／2mm／3mm／4mm／5mm以上）

5 ヒトだけにある親知らずのトラブル

サルの第２大臼歯と第３大臼歯はほぼおなじ時期に生えてきますから、サルの仲間では親知らずのトラブルはありません。

ヒトは進化の過程で食料の確保法や火などを使った調理法を考え出し、栄養を効率的にとり入れるようになりました。その結果、あまりかむ機能が必要でなくなり、あごの骨や筋肉が十分発育しなくなりました。ヒトの第３大臼歯がかなり遅れて生えてくるのは、おそらくそのためだと考えられます。

歯科健診を受けるときは、親知らずの生えるスペースがあるかどうかも聞いてみましょう。

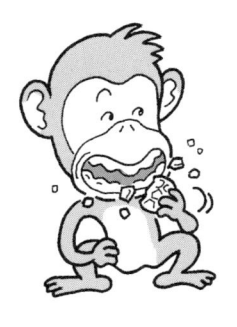

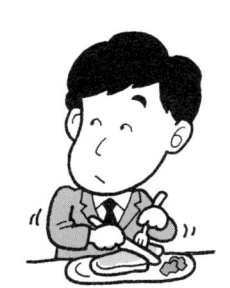

6 ほ乳類の食性と歯

　動物がおもに何を食べるかを示す分類に食性があります。食性は大きく3つに分けられます。
- おもに肉を食べる肉食
  —— 肉食獣といわれるライオンやトラ、オオカミなど。
- 草を食べる草食
  —— 草食獣といわれるシマウマやウシ、シカなど。
- 肉も草もまんべんなく食べる雑食
  —— 類人猿やヒトなど。

　その動物がどんなものを食べてきたかによってあごの形、歯の形や本数、性質がそれぞれ進化してきました。
　ヒトの歯も猿人の段階からホモサピエンスまで進化をつづけていますが、「雑食性のサル」として、肉や魚、野菜、果物などさまざまなものを食べるために都合のよい歯の種類をそろえてきました。

1　食性と歯の関係

　陸上にすむほ乳類の食性は、肉食、草食、雑食の3つに分けられて考えられています。それぞれの食性によって歯の構造がちがっています。

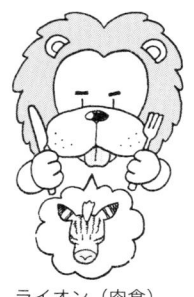

ライオン（肉食）
シマウマを食べる

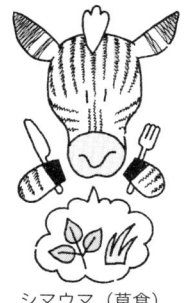

シマウマ（草食）
草や木の葉を食べる

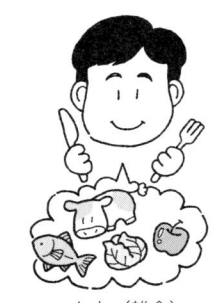

ヒト（雑食）
肉、魚、昆虫、野菜、果物をたべる

2　肉食の歯

　ライオンやトラ、オオカミなどの肉食獣の歯は、さきのとがった形で上下の歯はハサミのようにかみ合います。また、犬歯が大きく鋭くとがっています。これは、獲物の皮を引き裂き、肉をむしり取って食べるのに適した歯の形です。エサは何回かかんだあと、丸のみします。

肉食動物の歯

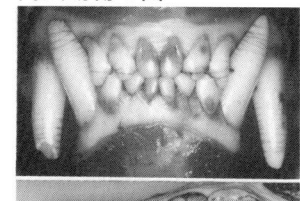

正面

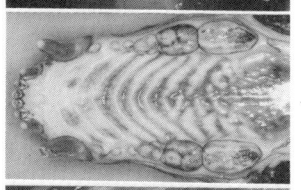

上あご

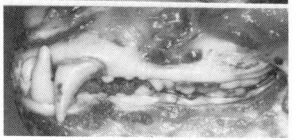

側面

3 草食の歯

ウシやシカ、ゾウなど草食獣のエサは、草や木の葉です。草や木の葉の繊維は消化が悪いため、ながい時間をかけてよくすりつぶし、ほぐして食べます。そのために、草食獣の上下の奥歯には臼のような溝がたくさんあります。

草や木の葉は栄養価が低いため、毎日、ながい時間をかけて大量のエサを食べるという習性があります。

草食動物の歯

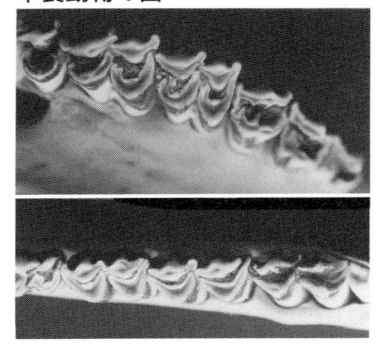

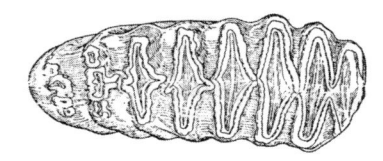

4 雑食の歯

ヒトは食性からいうと「雑食性のサル」です。それは歯の形からもいえます。穀類、野菜、果物、肉、魚、昆虫などさまざまなものを食べられるように歯が進化してきました。さらに現代人は食品を調理加工して食べる「調理食性」ともいわれるようになっています。

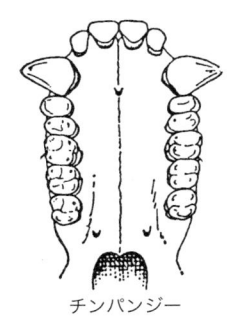

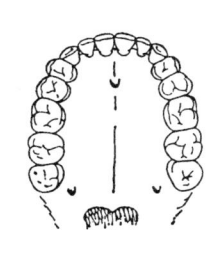

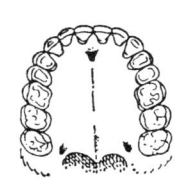

チンパンジー　　　猿人　　　ヒト

5 人間の歯は1回しか生えかわらない

ほ乳類の歯は、一生の間に1回しか生えかわりません。また、生えかわらない歯（大臼歯）もあります。永久歯が抜けてしまえば、あとは入れ歯をするしかありません。

魚類やは虫類の歯は脱落しても、何回も生えかわります。これらの歯は、根がなく、直接、骨と結合していたり、線維で結ばれています。

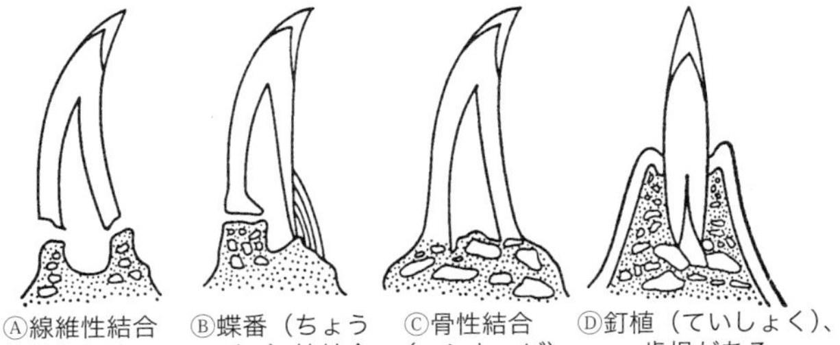

Ⓐ 線維性結合（サメ）
Ⓑ 蝶番（ちょうつがい）性結合（タラ）
Ⓒ 骨性結合（ニシキヘビ）
Ⓓ 釘植（ていしょく）、歯根がある（哺乳類）

サメの歯

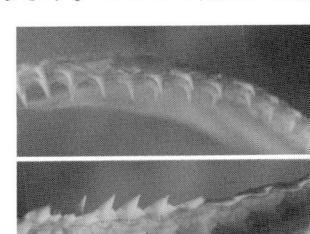

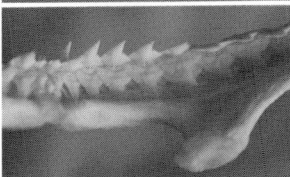

7 ヒトと類人猿の顔のちがい

　ヒトと類人猿（ゴリラやチンパンジーなど）の頭の形には4つの違いがあります。およそ400万年のながい時間の中で起こってきた変化でした。

　第1は、ヒトはまっすぐ立って2本足で歩くようになったため、頭と首をつなぐ部分（大後頭孔＝だいこうとうこう）が頭のほぼ真ん中に位置するようになってきました。これに対して、類人猿の大後頭孔は真ん中より後ろの方にあります。

　第2は、ヒトの脳は大きく丸くなったことです。チンパンジーの脳の容積は、約395ミリリットルですが、ヒトでは約1500ミリリットルと約4倍も大きくなっています。

　第3は、ヒトは顔が小さくなったことです。上下のあごが小さくなって、後ろに引っ込んでいます。

　第4は、ヒトでは、類人猿にはある上下2本ずつの大きな牙が退化し、小さな犬歯になったことです。

1 直立2足歩行で大後頭孔が頭の真下に移動した

●オラウータンの歩き方

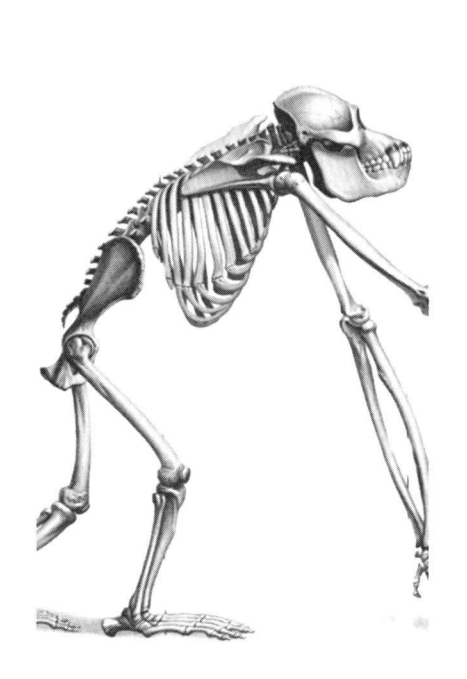

●ヒトの直立の歩き方

大後頭孔（だいこうとうこう）

オラウータンの前足は歩行の道具としての役割も持っています。

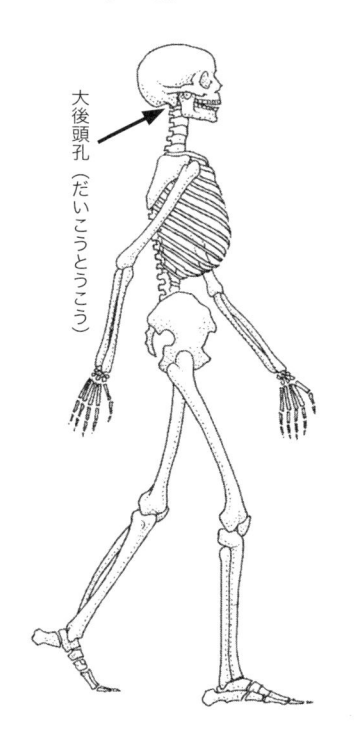

ヒトは前足を、手として使えるようになり、火や道具を使えるようになりました。
（出典：Richard Leakey）

2 ヒトは脳が大きくなった

脳の増大とあごの縮小は、ヒトが猿から進化して猿人になってから、およそ400万年の間に変化したものです。いまのヒトの顔の原型は約3万年前（クロマニョン人）にほぼできたものです。

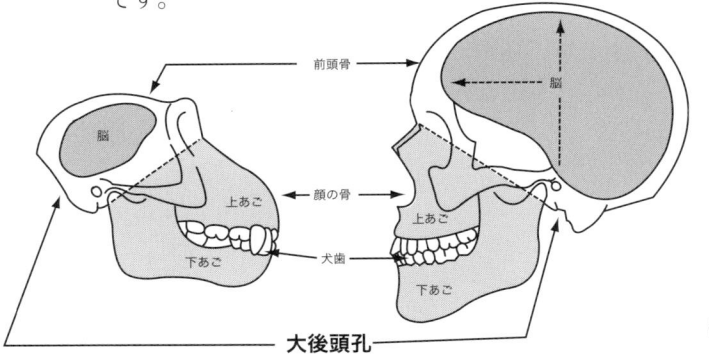

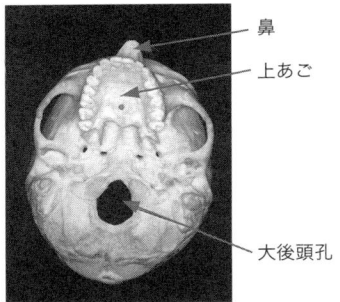

●ヒトの頭蓋骨を下から見たところ

3 ヒトの歯とあごが小さくなった

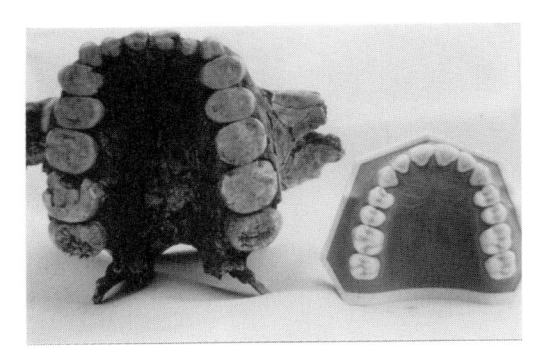

猿人の歯　　現代人の歯（模型）

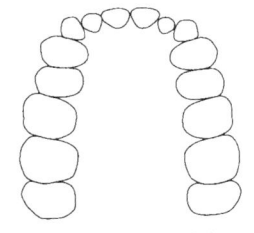

猿人では臼歯の大きさにくらべると前歯がとても小さい。

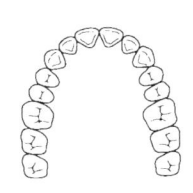

ヒトの歯

4 ヒトの犬歯は小さくなった

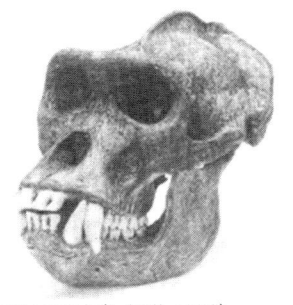

ゴリラの犬歯（酒井,1989）

ゴリラの牙（犬歯）は大きく、上あごの犬歯が前方にくい込むようにかみ合い、武器としても使われます。

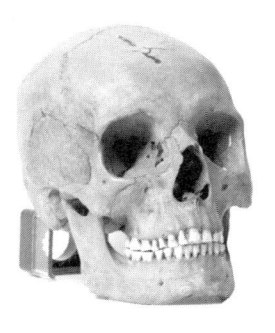

ヒトの犬歯は目立ちません。
(Evensen,2007)

8 なぜ人の歯ならびは悪いのか？

　すべての生き物は、生まれ育った環境に適応してからだの働きや形を進化させてきました。そのため生き物のからだは、手足も、口も顔も、すべて生きるに適した働きをするようにつくられているのです。人間の場合、口はものをかむために上下の歯列が整列して、互いにしっかりかみ合うようになっています。しかしすべての哺乳類の中で、人の歯ならび、かみ合わせだけは、異常なかたちが多いのです。このような異常は、人間が未開な生活をしていたころには少なかったとされていますが、現代の先進国では多くなっています。

1 不正咬合の原因

　原因がつきとめられるのは、幼児期の事故であごを骨折してあごが十分発育しなかったり、遺伝病であごや筋、歯の形成に問題が起きた場合など、わずか8％ほどです。のこりの90％以上は原因不明とされています。不正咬合の原因として遺伝的要素と環境要因が考えられますが、環境要因には、妊娠中、母親が妊娠7〜8週ごろに風疹などの病気にかかったり、薬やアルコールを飲みすぎたりしたときの影響がわかっています。出生後では、哺乳・食事のとり方、病気や顔のけが、鼻詰まり、指しゃぶり、不良姿勢などが考えられます。

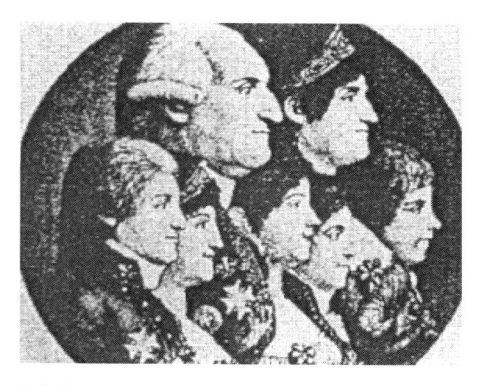

遺伝的要因＝血族結婚をくり返したある王家の横顔。みなよく似た顔をしている。

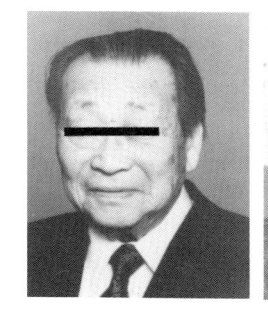

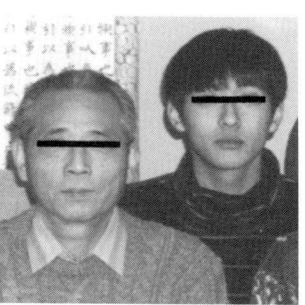

祖父は明治生まれ。父は戦前の生まれ、子は豊かな食生活がはじまった1970年代半ばの生まれ。遺伝的要因は同じでも、育つ時代により顔つきが違う。

2 歯が大きくなっている

　歯ならびの異常には、歯の大きさも影響します。日本人の歯は、1945年と1960年代の半ばを比べると、前歯から奥歯まであわせて歯の幅が0.10〜0.38ミリ大きくなっています。歯の厚さも変わっています。原因はタンパク質と脂肪の摂取量が増加したことが考えられます。栄養と歯の大きさの関係は、動物実験でも確かめられています。

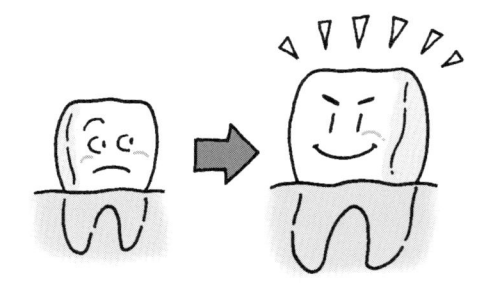

3 不正咬合になる5つの要因

　口と顔にどんな問題が起きて不正咬合が起こるのでしょうか。不正咬合には主に5つの不正要因が組み合わさって起こります。

①骨格型要因：あごの大きさや形など、顔の骨格のアンバランスで起こり、成長期を通して悪化する傾向が強く、長期間の治療やあごの手術が必要になることもあります。

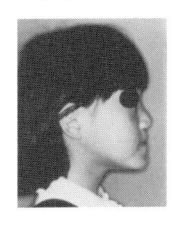

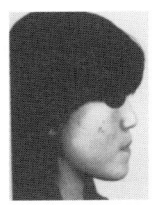

骨格型要因があると成長とともに下顎が大きくなっていく

②機能型要因：歯をかみ合わせるとき、左右の奥歯がかみ合うより先に前歯や横の歯の1、2本がぶつかることがあります。痛みはなくても、あごをずらしてかむためです。

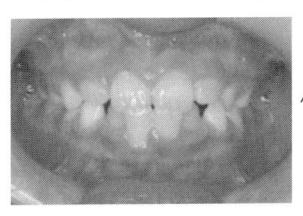

機能型反対咬合の治療前後
小学校低学年での矯正治療で安定する

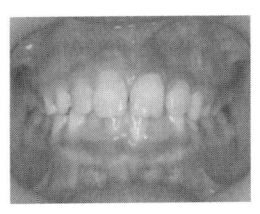

③不調和型要因：あごの発育が十分でないと歯はきれいに排列することができず、八重歯のような凸凹の歯ならびになります。逆に、あごの発育が良すぎたり歯が小さすぎると、歯ならびにすき間ができます。

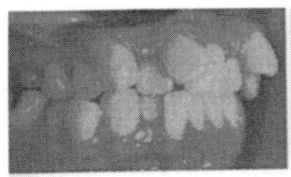

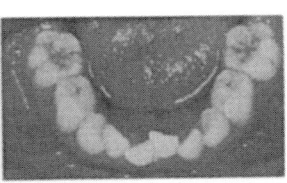

顎が小さいと写真のように歯が一列にきれいにならばない

④習癖型要因：指しゃぶり、唇をかむ、舌を歯の間にはさむなどのクセがあると、歯の排列が乱れます。また、背中をまるくしている、頬杖をつく、いつも口を開けているなどのクセがあると、顔の発育が影響を受けます。

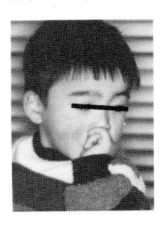

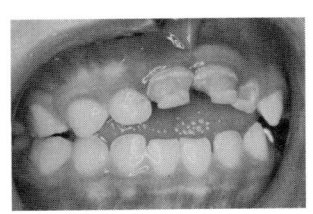

指しゃぶりのクセで、出っ歯になり、前歯でかめない歯ならびになる

⑤その他の要因：歯の数が少なかったり、多かったり、形や位置が異常であったりすると整った歯ならびになりません。

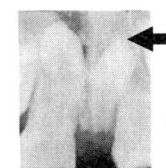

← 過剰歯

過剰歯があるため、となり合う2本の前歯の間にすき間ができてしまう（エックス線写真）

27

9 食生活とあごの変化

　食べることは、世界中で文化になっていますが、食生活をたのしむようになるまで人類はながい時間をかけてきました。火を使いはじめたのが約100万〜20万年前、さらに、器を作って煮炊きするようになったのが新石器時代、日本では縄文時代からです。弥生時代には稲作が全国的にひろがり、その後、食文化は急速に発展します。

　肉、魚、野菜、果物はすべて繊維のかたまりです。かむことでこれらの繊維をほぐしてのみ込みやすい状態にします。かむことで下あごの筋肉が育ち、筋肉の刺激であごの骨が丈夫になります。かむ運動が減ると、あごの発育がうながされず、あごが小さいまま大人になってしまいます。

　現代に近づくほどヒトの顔は縮小してきました。軟食の傾向が進行したからです。とくに、最近の日本人の食生活はあごの虚弱化をさらに進行させているようです。

1 食生活の変化

　400種類以上もの食材を採集し、調理していた縄文人は、健康的な食生活をしていました。弥生時代にひろがった水田農耕は、国造りの基となり、生産に従事しない支配階級が生まれました。仏教文化の影響もあり、貴族階級は獣肉は口にしなくなります。鎌倉時代の武家の食文化を経て、江戸時代に現代の食の基本が確立していきます。

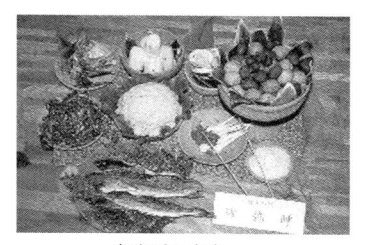

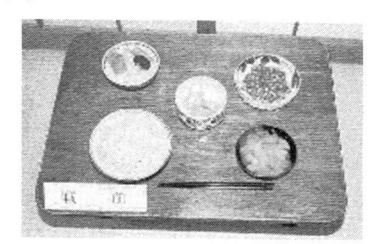

卑弥呼の食事　　　　　　　　一汁三菜の食事

2 飽食の時代がやってきた

　江戸時代には白米食がひろまります。明治に入ると、欧米の近代栄養学が導入されて、肉食が奨励されます。また、朝食にご飯と味噌汁が定着します。

　第2次世界大戦の末期・敗戦直後、日本は食糧危機に見まわれますが、しだいに食生活が豊かになり、いまでは世界中の食べ物が日本全国にあふれる「飽食の時代」とよばれています。

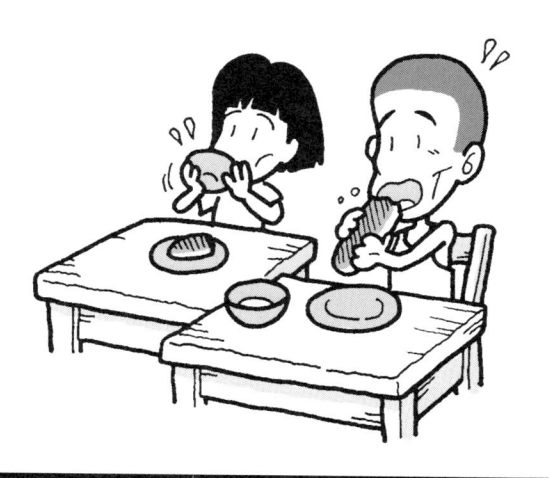

3 猿人から現代人の歯の変化

図のように、猿人から現代人まで歯、あごが小さくなっています。しかし歯の大きさは、日本では縄文時代からは大きくなってきています（参考文献：そしゃく器官の発達と歯科保健 p170～173。図72、図73）。

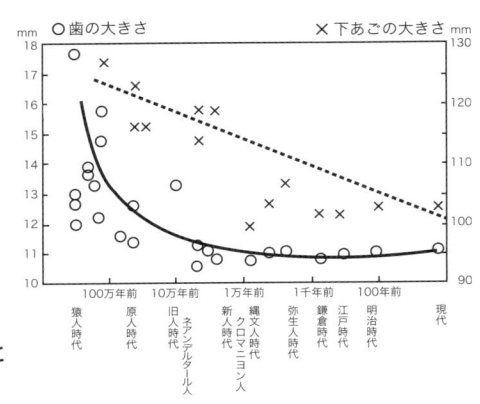

化石時代からの下あごと
歯の大きさの変化

4 顔つきの変化

1つの民族、集団はほぼ共通の食生活をしていますが、時代とともに変わっていく食生活によって、あごの形が変化し、顔つきも変わっていきます。現代日本人の頭骨は縄文時代と比べると、下あごが小さくなっています。

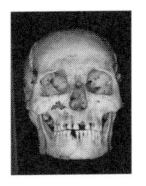

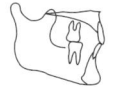

縄文時代人——四角いがっちりした顔でした（8000-200B.C.）

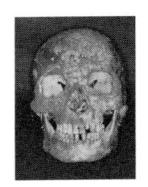

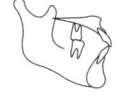

古墳時代人——あごが少し後退して前歯が突出してきました（200-400A.D.）

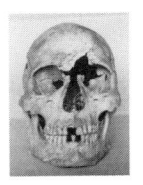

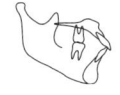

鎌倉時代人——前歯の突出はさらに強くなります（1185-1333A.D.）

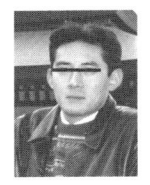

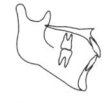

現代人——顔は細くなってあごは小さくまとまります（1940A.D.～）

5 あごの骨を丈夫にする

骨は、新陳代謝をくり返しています。丈夫な骨は適度の刺激が加わってできます。あごの骨はかむことで丈夫に、がっしりした形になります。乳幼児期から思春期の間に、かむ運動が足りないと、ひ弱なあごの状態のまま大人になってしまいます。この弱いあごを後で丈夫な骨にすることはできません。

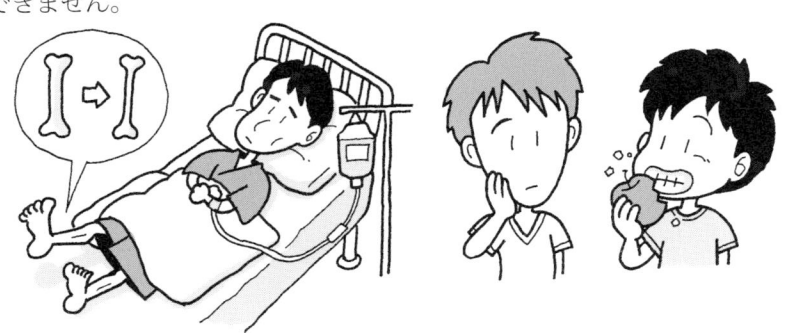

10 歯を失うさまざまな原因

歯を失う理由は、文明の進歩とともに変わってきました。狩猟採集をおこなう人びとは、歯を道具がわりにつかうので、歯が割れたり、歯がすり減ったりします。歯がすり減ってきて歯髄（15ページ参照）まで達すると、細菌に感染し歯を失いました。

狩猟文明から農耕文明へ移行するにしたがい、歯周病がふえてきます。農耕が進み、小麦や米、イモ類が安定して手に入るようになると糖分が原因のむし歯が目立ち始め、さらに砂糖がふんだんに食べられるようになるとむし歯は急激に増加します。むし歯の原因は食生活にあり、文明病ともよばれています。

現代の日本では、むし歯の発生は少し減少傾向をたどっていますが、その分、歯周病による抜歯、親知らずのトラブルでの抜歯、歯ならびの矯正治療のための抜歯が増加しています。この他、頻度は低いですが、けがによる歯の脱落、腫瘍（しゅよう）などの病気によって歯を失うことがあります。

1 歯を失う原因

●3つの大きな原因
- 咬耗（こうもう＝すり減り）・破折（はせつ）による細菌感染
- 歯周病
- むし歯

●その他の原因
- 風習による抜歯
- 事故などによる外傷
- 腫瘍など病気によるもの
- 治療による抜歯（歯ならびの矯正治療など）

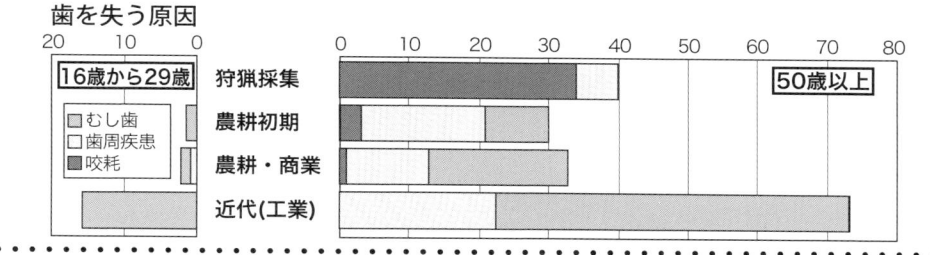

2 狩猟採集時代の人びとの歯

狩猟採集をする人びとにとって、歯は皮をなめしたり、網を編むときの道具でもありました。また、硬い物を食べたので、若いうちから歯がすり減ったり折れたりして、そこから細菌が入り込み、細菌感染で歯を失いました。

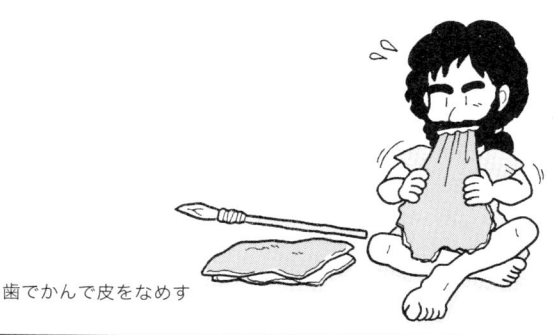

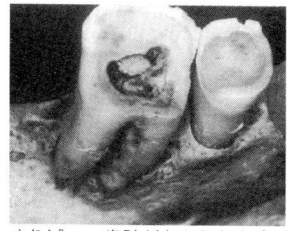

歯でかんで皮をなめす

すり減って歯髄があらわれた歯

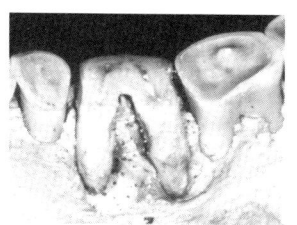

すり減った部分から細菌に感染。歯を支えていた骨が吸収されている

3 農耕文明になると歯周病がふえた

　農耕の普及につれて、軟らかい食べものがふえると、歯のすり減る速度はゆるやかになります。穀類、根菜類などの農作物がそれほど豊富ではない時期は、むし歯の発生がまだ少なく、そのかわり歯肉などの歯の周囲の組織が炎症を起こす歯周病（66 ページ参照）が目立ちます。
　このことは考古学の調査であきらかになっています。

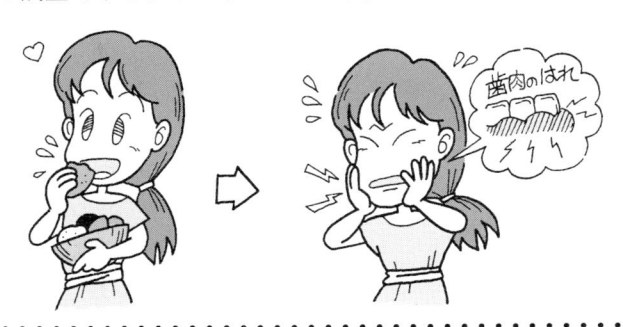

4 むし歯が猛威をふるった時代

　むし歯の原因は歯のまわりに細菌が繁殖することですが、でんぷん質や糖分の食べもののカスが歯に残っていると、細菌は栄養を得て急激にふえます。歴史的に見るとむし歯は増加は 2 段階で進みました。

- ●第 1 段階── 農耕の進歩によって穀類、根菜が安定して供給されるようになったとき、高齢者を中心に歯根のむし歯が多くなりました。
- ●第 2 段階── 砂糖が一般家庭でも食べられるようになると、子どもたちのむし歯が急速にふえました。日本では、第 2 次大戦後の経済復興、食品の大量流通（1960 年代）にむし歯が急増しました。

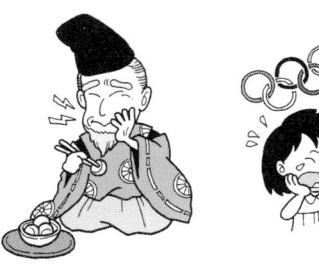

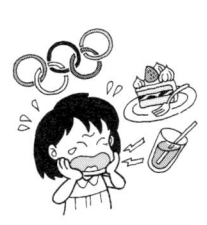

5 現代人が歯を失う原因と年齢

　現代人は、約半分はむし歯によって、半分は歯周病によって歯を失っていると考えられています。乳幼児健診・学校での歯科検診の実施、むし歯の予防・治療が進んできたことから、むし歯で歯を失う人は減っていくと予想されていますが、これからは、歯周病で歯を失う人がふえると考えられています。

●歯を失う原因
いまは、半分は歯周病、半分はむし歯から
これからは歯周病がふえてくる

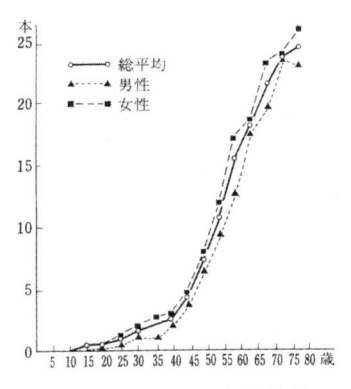

年齢とともに歯を失う

11 むし歯の歴史

　考古学のヒトの化石の研究から4万年ほど前の人類にもむし歯があったことがわかっています。このようにむし歯はふるくからある病気ですが、農耕文明が発達すると急に増えはじめます。イモ類や麦や米などの穀類を栽培して、煮たり、焼いたりして食べるようになったのが原因だと考えられています。
　火で調理したでんぷんが歯や歯肉などに付着して、口の中で細菌の繁殖する原因になったのです。日本では、稲作が各地にひろまった弥生時代からむし歯が増加したと考えられています。
　ヨーロッパでは、18世紀ごろから砂糖が庶民の間でも食べられるようになりました。ヨーロッパの先進国は世界各地の植民地でサトウキビのプランテーション（大農場）を作り、砂糖が一大貿易品になり、流通するようになったからです。20世紀は、砂糖の大量消費時代になり、むし歯大流行の世紀でもありました。

1　むし歯の発症率

狩猟採集時代：肉やクルミ、貝を食べていた
むし歯発症率：1.3％

農耕時代：調理でんぷんの出現
炊いたご飯、蒸したおイモを食べていた
むし歯発症率：8.6％

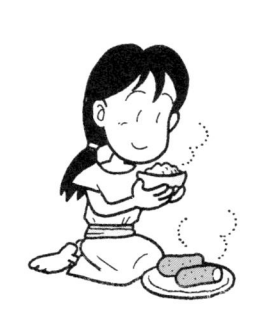

産業革命後：砂糖の流通
コーヒーに砂糖、ケーキを食べていた
むし歯発症率：40％以上

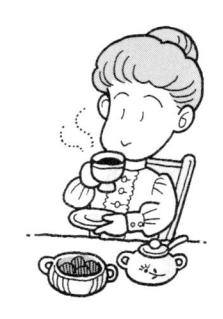

2　2つのタイプのむし歯

●調理でんぷんによるむし歯
　歯肉が後退して、露出した歯根にプラーク（歯垢のことで、水分を含むむし歯細菌の塊からできている）が付き、むし歯になります。成人、高齢者に多く、むし歯はゆっくり進行します。

20歳代　40歳代　60歳代　80歳代

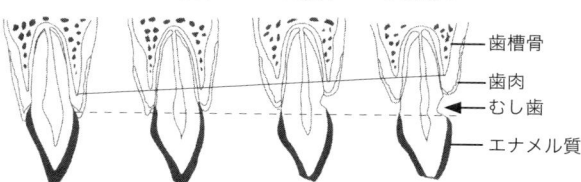

歯槽骨
歯肉
むし歯
エナメル質

●砂糖によるむし歯
　歯の溝や歯と歯の間、歯の平面部にプラークが付き、むし歯になります。乳幼児の時期からむし歯になります。急速にむし歯がひどくなります。

小臼歯・大臼歯にプラークが付き、むし歯になる

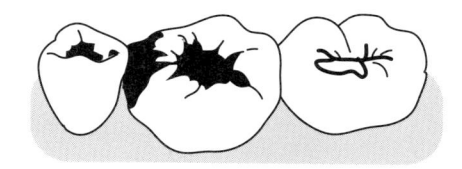

3 意外とむし歯が多かった縄文時代

狩猟採集時代といわれる縄文時代ですが、その割にはむし歯が多かったという意外な事実があります。最近の研究では縄文人はドングリ、トチ、クルミを粉にしてクッキーを焼いたり、原始的な稲作をしていたと考えられています。それ以前の狩猟採集時代よりも、むし歯になりやすい食生活をしていたようです。

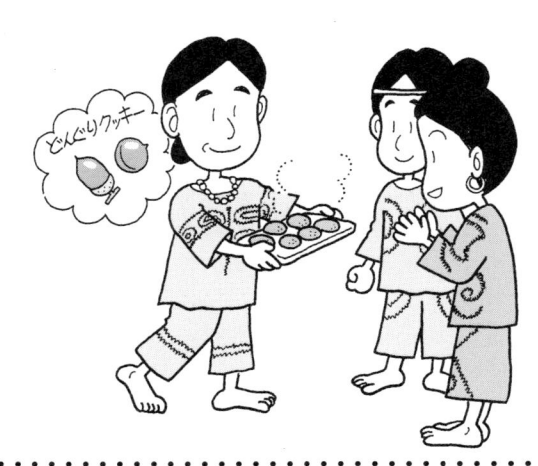

4 異常にむし歯が多かった弥生時代

農耕が発達して、食生活がゆたかになると、むし歯がふえますが、それにしても弥生時代のむし歯の多さは江戸時代を超えるほどです。弥生時代には人口が急増していますが、弥生人が高度な農耕技術を持っていたことがこのことからもわかります。

●早期縄文から現代までのむし歯率

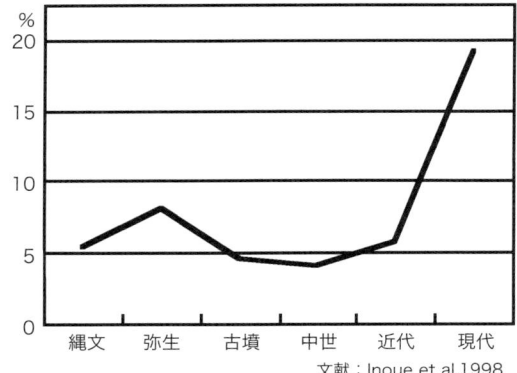

文献：Inoue et al,1998

5 むし歯は文明のバロメーター

むし歯の根本的な原因は食生活にあります。小麦やお米、イモ類がたくさん食べられ、砂糖などの甘いものが食べられるようになると、むし歯は増加します。このグラフはイギリスにおけるむし歯の時代的な変化をあらわしたものですが、むし歯と文明の関係をよく反映しています。

●イギリスでのむし歯の率

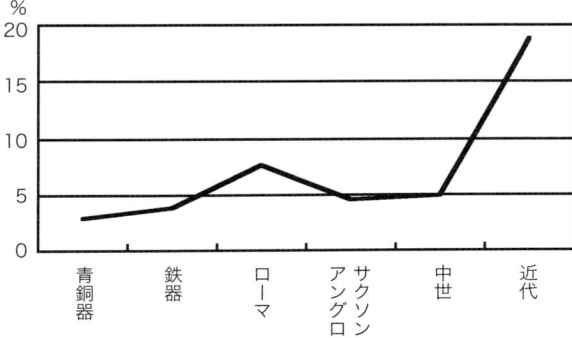

文献：Inoue et al,1998

12 食生活の変化と口の病気

　どのような食材をどう調理して食べるかは、地域や民族によってさまざまなちがいがあります。住みついた土地で採れる食材（穀類や野菜類、果実、肉類や魚類など）がそれぞれに異なり、その風土にあった保存法、調理法を考え出していくからです。そのうえで、食文化は独自に発達したり、他の食文化と出合うことで変化していきます。食生活が変化すると、その度合いに応じて人びとの間で口や歯の病気がふえていきます。代表的な口の病気は4つあります。

●4つの代表的な口の病気
・むし歯
・歯周病（歯を支えている組織の病気）
・不正咬合（歯ならびの異常、かみ合わせの異常）
・顎関節症（あごの関節の病気）

　これらの口の病気は先進国で増加しています。日本でも、ここ20、30年間の食生活の変化がとても大きく、この4つの病気が急増しています。

1　50年以上前の日本人の食生活

　いまから50年前、まだ、インスタント食品やスーパーマーケットが登場する前の時代、食卓にはお米に麦やヒエやキビをまぜた主食に、みそ汁、野菜のおひたし、煮物、焼き魚が出されていました。〈一汁三菜〉といわれる献立でした。1958年、インスタントラーメンが発売され、これを皮切りにインスタント食品ブームがはじまります。スーパーでインスタント食品やスナック菓子が販売されるようになり、粉末ジュースがテレビCMで宣伝されて大ヒットします。

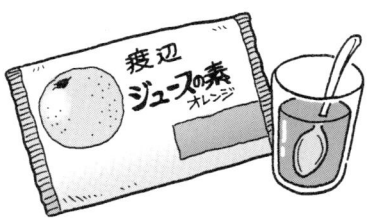

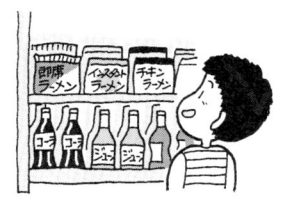

2　1960年代からむし歯が増加

　1960年代には電気冷蔵庫が各家庭に普及していきます。食パン、肉やハム、牛乳やバター、チーズなどの乳製品、砂糖をつかったケーキなど欧米の食文化が入ってきました。高カロリー・高たんぱく、砂糖の添加、軟らかい加工食品の増加という食生活の大きな変化によって、日本人のあごの大きさが変化し、むし歯や歯肉の病気、歯ならびの異常が急増していきます。

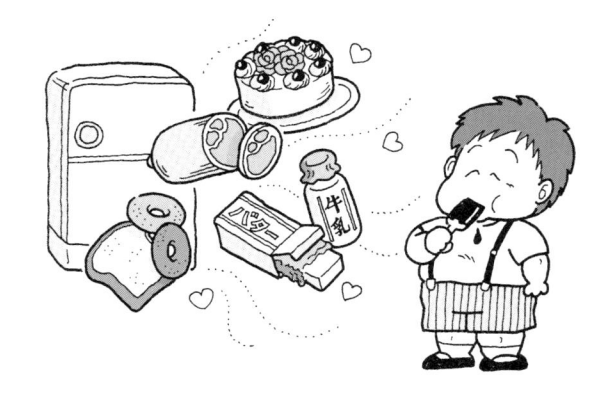

3 マオリ族とトンガ人

ニュージーランドの先住民であるマオリ族、南太平洋の赤道近くの島々からなるトンガ王国の人びとは、伝統的に根菜（タロ、キャッサバなどのイモ類）やパンノキの実、魚介類などを蒸し焼きにして食べています。歯の病気はあまりみられませんでした。

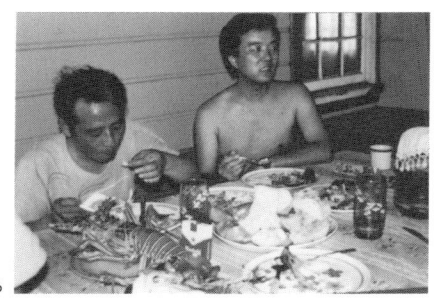

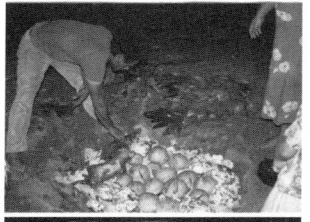

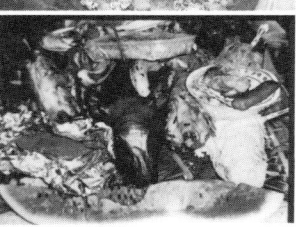

自然の食材を蒸し焼きにする

4 食生活の欧米化が進むと

しかし、マオリ族やトンガの人びとの間にも食生活の欧米化が進み、さまざまな健康上の影響が出はじめ、歯の病気も増加していると報告されています。

●マオリ族とトンガ人、日本人の歯科疾患の比較

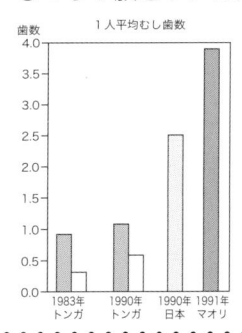

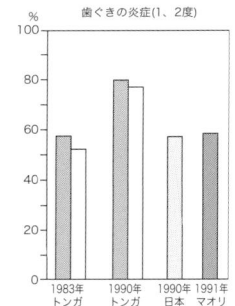

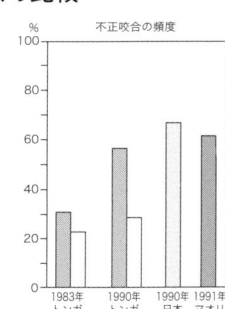

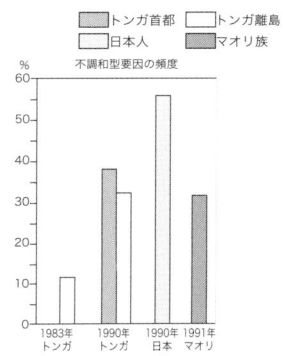

トンガ首都　トンガ離島　日本人　マオリ族

5 ケニアの都市でも歯の病気がふえた

ケニアは、アフリカ東海岸の赤道上にある国で、80近い部族で構成されています。伝統的にウガリ（トウモロコシの粉）と、スクマ（キャベツの原生種）を食べていますが、都会では食生活の欧米化が進んでいます。首都ナイロビでは、歯の病気が、伝統食を食べている地方より増加していると報告されています。

●ケニアにおける歯科疾患の地域差（1993年）

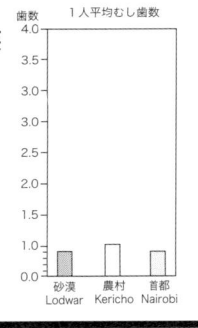

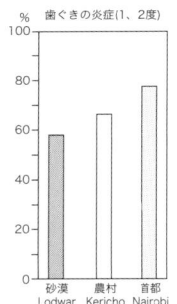

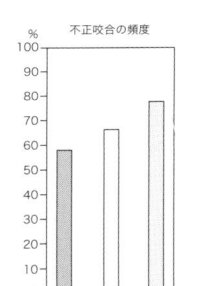

13 かむはたらき・のみ込むしくみ

　かむことを、咀嚼（そしゃく）といいます。そしゃく筋で下あごをうごかして食べものをかむ動作をそしゃく運動といい、3歳までにほとんどの食品が食べられるようになります。そしゃく運動の発達は3段階にわけられます。
●第1段階 —— 赤ちゃんが乳首をとりこみ乳汁をのむことによって、舌やあご、頬の筋肉をうごかし、筋肉が力をつけていく。
●第2段階 —— さまざまな食べものを口にすることによって、かみ方、舌のうごかし方などを身につけていく。
●第3段階 —— 3歳を過ぎるころには、かむ力がそなわって、かみごたえのあるものも食べられるようになります。

　口の中にあるものをのみ込むことを、嚥下（えんげ）といいますが、すでに赤ちゃんはお母さんの子宮の中で羊水をのむ動作をしています。たくさんの栄養を一度の食事で効率的にとるためにはある程度の大きさのものをかんでのみ込むことが必要です。

1　食べものが口に入ると

　まず食べものを目や手などで確認し、食べものが硬い、軟らかい、量などをこれまでの経験によって判断します。前歯で食べものをとらえ、口に入れます。舌と頬をうごかして、食べものを口の奥の方に送っていき、かみはじめます。

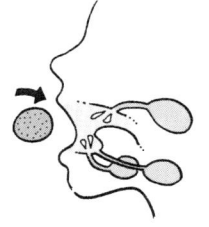

●だ液が出はじめる
食べものを食べようとすると、自然とだ液が出てきます。

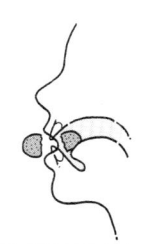

●舌と頬のはたらき
舌と頬のうごきによって食べものを奥歯の方に送っていきます。

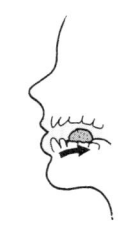

●前歯のはたらき
食べものをとらえ、口の中に送ります。

2　食べものをかむはたらき

　あごをうごかし歯で食べものをかみ切り、つぶしながら、だ液とまぜます。

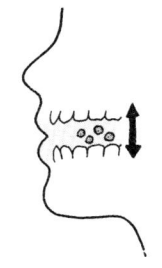

●食べものが口の中に入ると、だ液がまじり、奥歯でかみはじめます。

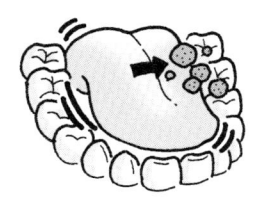

●食べものの形が変わり、頬や舌でかみやすい場所へ移動させます。

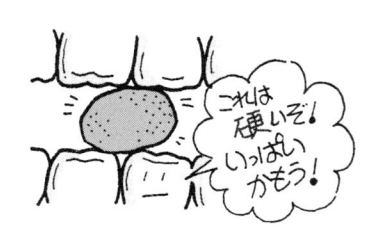

●食べものの硬さを歯で感じとり、かむ力や回数が調整されます。

（これは硬いぞ！いっぱいかもう！）

3 あごをうごかす筋肉

口を開けたり閉じたりするときには下あごを上下させますが、このときつぎのような多くの筋肉をつかいます。

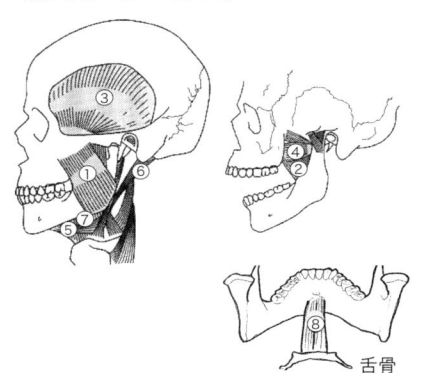

●口を閉じるとき
①咬筋（こうきん）
②内側翼突筋（ないそくよくとつきん）
③側頭筋（そくとうきん）

●口を開けるとき
④外側翼突筋（がいそくよくとつきん）
⑤⑥顎二腹筋（がくにふくきん）
⑦顎舌骨筋（がくぜっこつきん）
⑧頤舌骨筋（おとがいぜっこつきん）
＊頤（おとがい）も顎（がく）もあごを表す漢字

舌骨

4 あごのうごき

●あごが下がり、口が開く
関節円盤がスライドして、下顎頭が前へ出て、あごが下がり口が開きます。

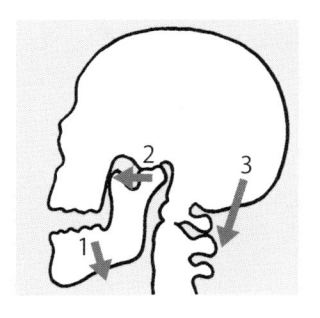

●あごが上がり、口が閉じる
咬筋や側頭筋などそしゃく筋がはたらいて下あごが上がります。

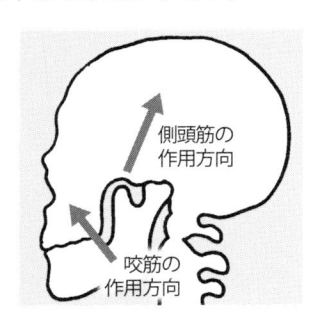

側頭筋の作用方向
咬筋の作用方向

5 だ液とかむ効果

奥歯で食べものがすりつぶされ、舌がうごいて食べものとだ液がまざります。このうごきがくり返されることで食べものとだ液がよくまざります。だ液の中には消化を助ける消化酵素がふくまれています。

葉野菜、根菜類などの繊維が豊富な食材は、よくかまなければのみ込むことができません。繊維は歯に付くプラーク（歯垢）を落とし口の中がきれいになります。

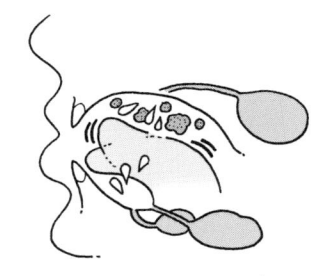

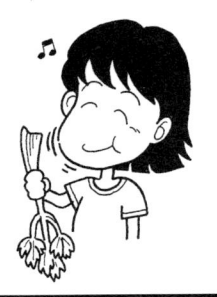

6 のみ込むときにつかう器官

奥歯ですりつぶされ、だ液がまざった食べものの塊を、舌が凹状になりのどの奥に送りこみます。咽頭、食道を通って胃の中に送られていきます。

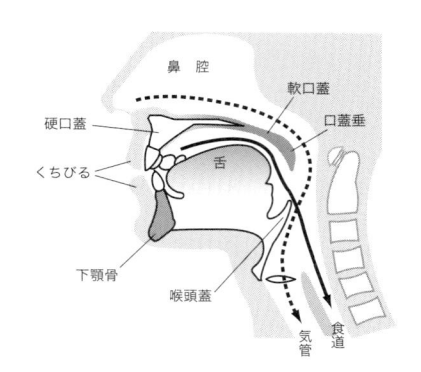

●のみ込むときにつかう器官
　食べものは、口→咽頭→食道→胃へと移動します。気管へ食べものが入らないよう喉頭蓋（こうとうがい）がはたらきます。

7 食べものが鼻に入らないしくみ

食べものが舌によってのどの奥に送られると、軟口蓋が上がり、鼻腔に食べものが入るのを防ぎます。あわてて食べたり、しゃべりながら食べていると、鼻腔に入ってしまったご飯粒が鼻から出てくることがあります。

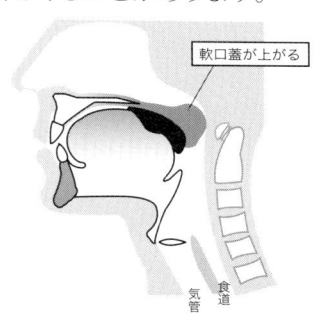

●軟口蓋が鼻腔をふさぐ
　食べものがのどの奥に達すると、軟口蓋の先の方が上がって、鼻腔の入り口をふさぎ、食べものが鼻腔に入るのを防ぎます。

8 食べものが気管に入らないしくみ

食べものの塊がのどに詰まったら大変です。息ができずに死んでしまいます。子どもがこんにゃくゼリーを大きいままのみ込んだり、お年寄りがおモチをのみ込んで窒息死する事件が後を絶ちません。よくかんで、小さな塊にしてのみ込みましょう。
　食べものやだ液が気管に入ってしまうことを誤嚥といいますが、細菌をふくんだ食べものやだ液が肺に入ると、肺炎を起こします。

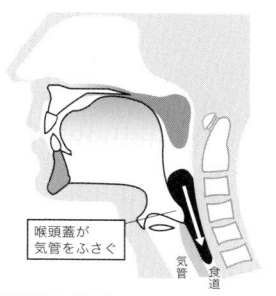

●気管に食べものやだ液が入らないしくみ
　食べものがのどの奥に送られてくると、喉頭蓋がそりかえるように下がり、気管の入り口をふさぎます。

9 食道に入った食べものは

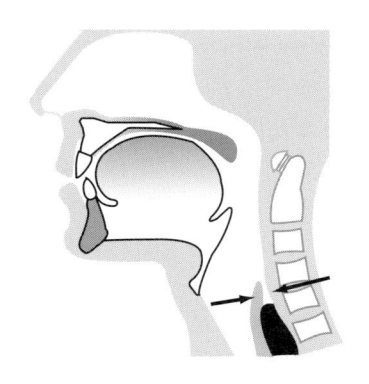

食べものが食道に入ると、食道の入口はちぢまり、逆流を防ぎます。

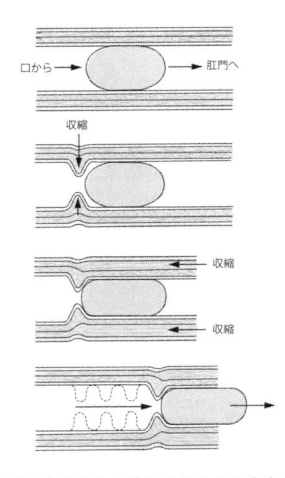

食べものの塊は蠕動（ぜんどう）運動と重力によって食道を通って胃へと送られます。

---

10 かむ機能の発達

　人のからだの器官の発達はいくつかのパターンがあります。スキャモン（Scammon）の発育曲線では、かむ機能は神経型の発達曲線を描き、3歳ぐらいまでに90％ができあがると考えられます。
　一方、下あごの大きさは3歳ぐらいまでと思春期の時期によく成長し、思春期の終わりごろに生まれたときの約4倍の大きさになります。

● Scammon の発育曲線

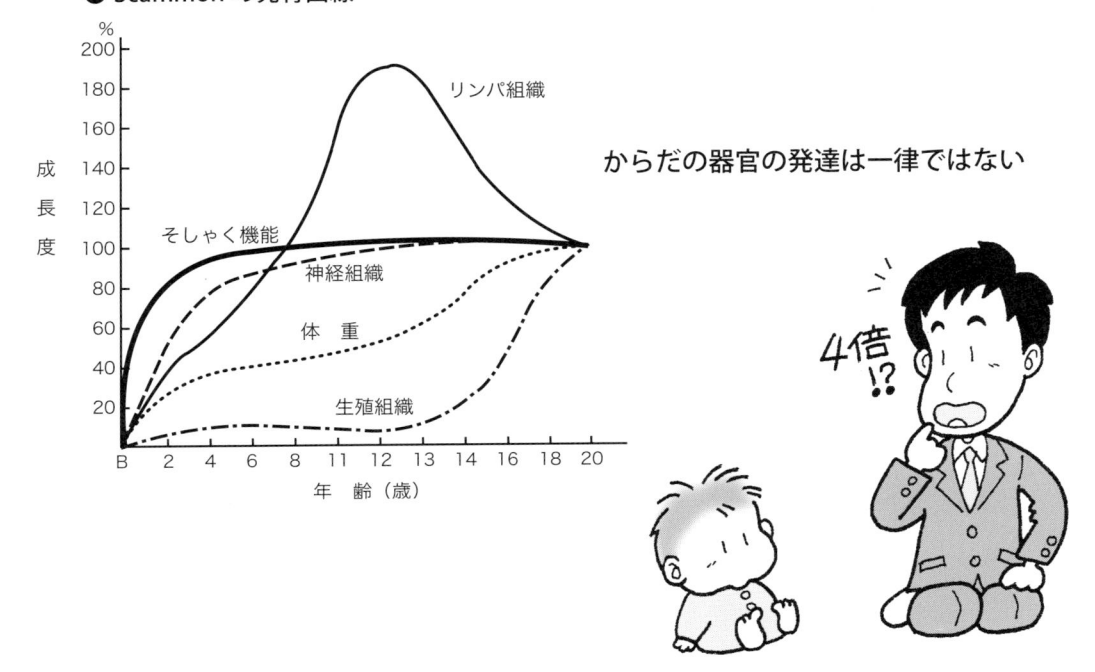

からだの器官の発達は一律ではない

あごの大きさは生まれたときの4倍

14 そしゃく器官の発達

　赤ちゃんが母乳をのんでいる時期、食べものをかむ機能は関係ないように思いがちですが、じつは母乳をのんでいる時期にかむ機能が発達するのです。

　生後6カ月のあいだに赤ちゃんの首がすわり、おすわりができるようになるなど、全身の筋肉や運動能力が発達します。この時期に下あごをうごかすそしゃく筋も発達していきます。

　赤ちゃんは母乳を飲むことで、このそしゃく筋を強化していくのです。母乳をのんでいる赤ちゃんは乳首からおっぱいを吸っているように見えますが、そしゃく筋や口のまわりの筋肉をうごかして、まだ歯が生えていない口をつかって乳首をしっかりととらえ、母乳をのんでいるのです。十分に母乳をのんだ赤ちゃんはかむための筋肉が発達して、固形食に変わるころには生えはじめた乳歯でかむことができるようになります。そしゃく器官は3つの段階を通って発達していきます。

1 第1段階：ほ乳期

●誕生から乳歯が生えはじめる時期（生後6～8カ月ぐらいまで）

　母乳をのむことは、そしゃく筋や口のまわりや頬の筋肉全体をつかった運動です。母乳ほ乳は、そしゃく筋の発達と、かむ・のみ込むはたらきを準備します。

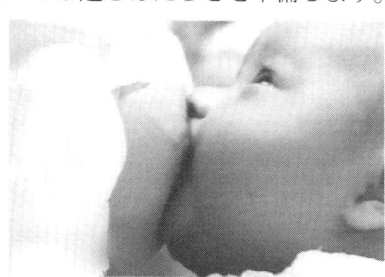

母乳をのむ赤ちゃん

2 第2段階：固形食移行期

●乳歯が生えそろうまでの時期（8カ月～3歳ぐらいまで）

　母乳から固形食に変わる時期、さまざまなものを食べることで、かむ・のみ込む機能が完成します。この時期は「離乳期」とほぼ重なりますが、母乳をやめる時期という消極的なとらえ方ではなく、固形食を食べる能力を身につける大切な時期と積極的に考えましょう。5、6カ月ごろになると赤ちゃんの方でも「固形食開始のサイン」をさかんに出します（44ページ参照）。

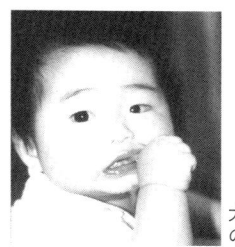

大人が食べているのを注視します

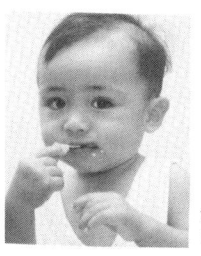

食べものに手をのばしてきます

3 第3段階：食習慣形成期

●**永久歯が生えはじめるまで（3歳～6歳ぐらいまで）**
　乳歯が生えそろった後、6歳ぐらいまでの時期は規則ただしい食事のリズムを身につけることが大切です。葉野菜など繊維質を多くふくんだ食事が食べられるようにします。

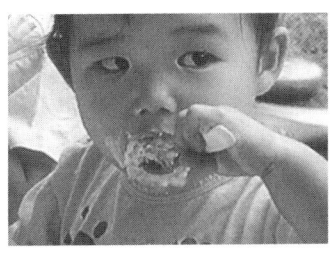

道具（スプーン）を使えるようになります

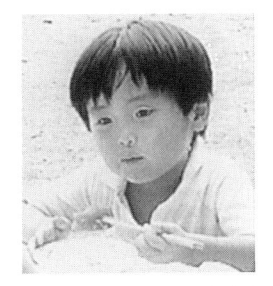

はしを持って食べるようになります

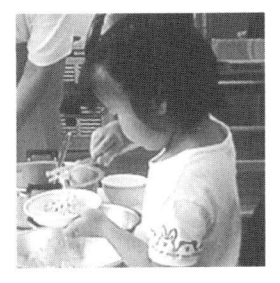

何を食べたいか自分で決めます

4 4歳までで決まる口の健康度

　沖縄県の歯科医がいない地区で筆者らがおこなった歯科保健活動（食生活指導、歯科検診、歯科治療）では、生まれて間もないころからこの活動に参加した子どもたちには歯の病気が少ないという結果が出ています（「モデル地区総合歯科保健活動」）。また、4歳のときにむし歯や歯とあごの骨の不調和（あごが小さいため、歯がきれいにならびきらない状態）があると、15歳の時点でも75％の子どもに異常があると予想されることもわかってきました。つまり、はやくから口の健康管理をすることがとても大切であることがわかりました。　文献：Sakashita & Inoue, 2002

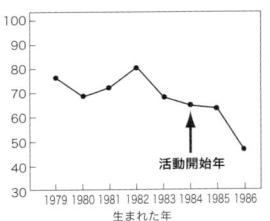

4歳児のむし歯の割合

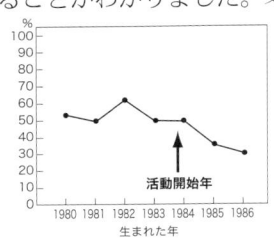

4歳児の歯と顎骨の不調和

5 子どもの口の健康管理のポイント

●ほ乳期では	赤ちゃんは母乳で育てましょう。 ほ乳ビンで飲ませるばあい、そしゃく筋の動きで乳汁が出てくるタイプの乳首をえらびましょう（ビーンスターク乳首などがあります）。
●固形食移行期では	液体食、ペースト食品など軟食にかたよった食事はさけましょう。
●食習慣形成期では	清涼飲料水、甘味飲料をあまりあたえないようにします。水、白湯、お茶で水分を補給します。

15 母乳が赤ちゃんのかむ力を育てる

　赤ちゃんは、お母さんのお腹の中にいるときから、指しゃぶりなどをしながら、あごをうごかす準備をしています。生まれるとすぐ乳房を探し出しておっぱいをのみはじめますが、お腹にいたときの準備がすぐに役立つのです。

　おっぱいをのむとき、赤ちゃんは必死に口をうごかします。口やあごをうごかしておっぱいをのんでいるうちにだんだん口やあごの使い方が上手になり、あごの筋肉も育っていきます。その練習を積み重ねることで、やがて固形の食べものを生えてきた乳歯でかんで食べられるようになります。

　母乳をのむ期間は人間の一生のうちごくわずかですが、このあいだに赤ちゃんは首がすわり、おすわりができるようになるなどめざましい発育をします。

　母乳ほ育ができない場合、お母さんの乳首からのむのとおなじようにそしゃく筋をつかう「そしゃく型の乳首」がおすすめです。

1 母乳はそしゃく筋を発達させる

　お腹の中にいるときから、赤ちゃんは指しゃぶりをしながら、あごをうごかす準備をしています。

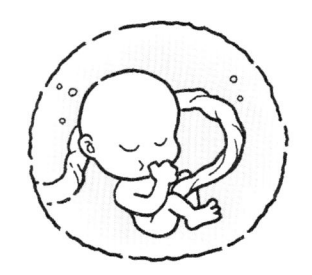

●新生児（生後5日目男児）のそしゃく筋の動き

側頭筋
咬筋

休みながらも活発に動いています。

2 母乳をのむ赤ちゃん

　赤ちゃんは、口のまわり、頬、下あごをうごかす筋肉などをつかって乳首をくわえたり押しつぶしたりして、おっぱいをのみます。

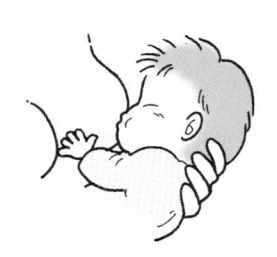

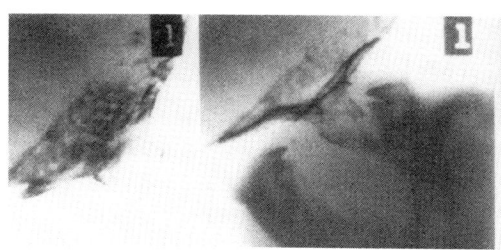

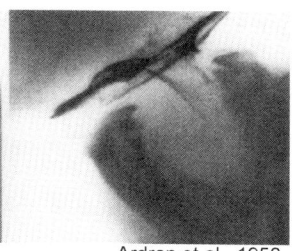

Ardran et al., 1958

　赤ちゃんのあごが上がり、乳頭を押しつぶし、出てきたおっぱいを舌でとり込んでいるようすがわかります。（この写真はまだエックス線の害が明らかでなかった時期に撮影されたものです）

3 母乳とほ乳ビンはどう違う

- 乳首を吸うときは、活発にそしゃく筋がうごきます（そしゃく型ほ乳）。
- ほ乳ビンから飲むときは吸い込んでのみ、そしゃく筋がほとんどうごきません（吸引型ほ乳）。

●母乳を飲むときの咬筋のうごき　　　●ほ乳ビンから吸い込むときの圧の変化

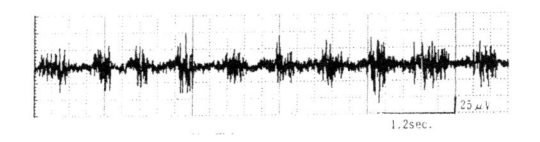

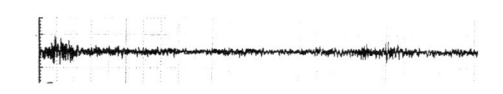

文献：坂下、1992；Inoue al,1995

4 ほ乳ビンからミルクが出るしくみ

　ほ乳ビンの中に入ったミルクは、口を当てて吸い込むことですぐに出てきます。母乳はそしゃく筋を使い乳首を圧迫しないと出てきません。

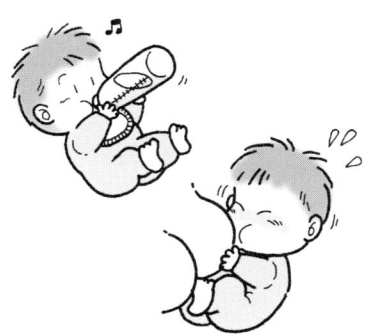

母乳は赤ちゃんからの「ほ乳刺激」が引き金となって分泌されます。これを射乳反射といいます。

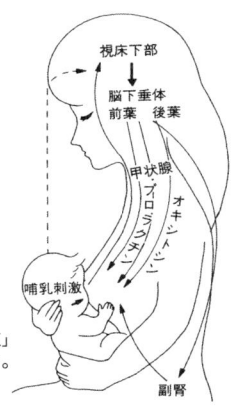

5 そしゃく型乳首のしくみ

　母乳とおなじようにそしゃく筋をつかってミルクをのむ乳首（ビーンスタークニップル、99ページ参照）があります。この乳首で育った赤ちゃんたちは、そしゃく器官がよく発育します。

- なにもしていない状態
- あごが上がって乳首を押しつぶします。
- 中の弁が閉じて、ミルクが乳首から押し出されます。
- もとの状態にもどります。

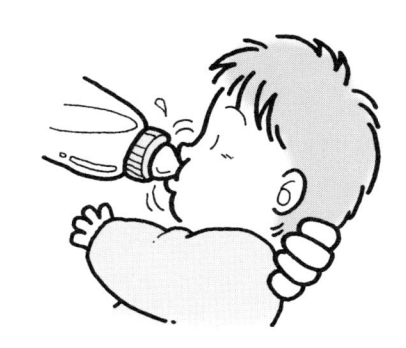

16 赤ちゃんから大人の食事へ

　人は口からすべての栄養をとり入れます。食べものがよくそしゃくされ、のみ込まれることが必要で、このためにはあご、歯が十分成長し、機能が発達することが不可欠です。

　健康な口を持っている人は、病気にかかりにくいものです。健康な口は、6歳ごろまでにその基礎がつくられます。ほ乳期から3歳ごろまでのあいだにそしゃく器官の基礎ができあがり、6歳ごろまでには食習慣が定着します。

　この乳幼児期の口の健康によい食事は全身の健康によい食事です。ほ乳期はできるだけ母乳ほ乳をしましょう。赤ちゃんはお母さんの乳首をくわえて一生懸命乳を飲むことでかむ力をつけていきます。

　固形食に移行する時期の落とし穴は子どもが出すサインを無視して、いつまでも液状の離乳食に頼ってしまうことです。これでは子どもの食べる意欲、かむ力も育ちません。食事のときの様子をよく観察しましょう。

1 固形食へ移行する赤ちゃんのサイン

　個人差はありますが、寝返りがはじまる5、6カ月ごろになると、母乳（ミルク＝液状食）から固形食に移っていきます。いわゆる離乳期ですが、赤ちゃんはサインを出してそのことを知らせます。

●固形食に移行する赤ちゃんのサイン

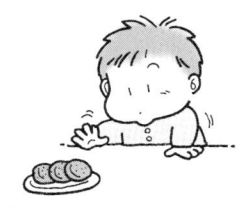

・食卓の食べものに手をのばすようになる
・食べものを見てよだれをながすようになる
・食べている口元を注目するようになる

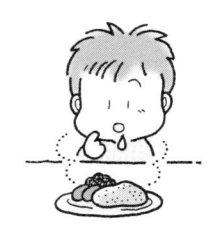

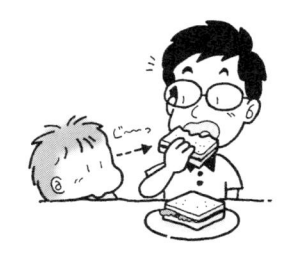

2 オススメの手づかみ食品

　消化のよいものを一口あたえて、便の状態など赤ちゃんの様子をみながら、すこしずつ量をふやしていきます。赤ちゃんはいろいろなものをつかみ、口に入れるようになります。はじめての味や食感を体験させましょう。栄養は母乳だけで十分足ります。食事は半分遊びと考え、食べた量は気にしないでください。

●オススメの手づかみ食品

ゆでたにんじん
ゆでたキャベツの芯
ゆでたアスパラガス
塩もみして水洗いしたきゅうり
スルメ
干しいも
塩ぬきしたたくあん

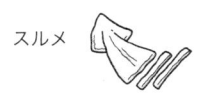

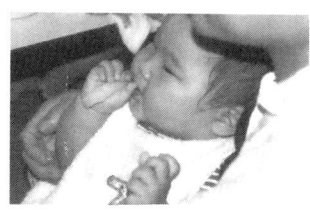

手づかみ食べで口の使い方が上手になります
＊乳歯が生えてきたら、食品をかみ切ってしまうこともあるので大人がそばについていてください。

文献：水野ほか、2000

3 ドロドロ離乳食ははやめに卒業

いつまでもドロドロな離乳食をあたえず、手づかみで食べられる、かみごたえのあるいろいろな食材を献立にのせましょう。よく煮て軟らかくする、うす味にする、魚の骨を注意してとりのぞくなどすれば、大人とおなじ食材で子ども用の食事ができます。手づかみ食べを自由にさせます。手づかみ食べは、食べる練習だけではなく、手のつかい方の練習にもなります。

●8カ月ごろ
　はらばいをするころ

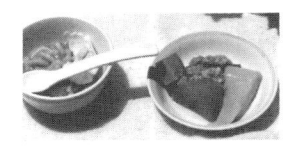

●9カ月から11カ月ごろ
　ハイハイ、つかまり立ち
　をするころ

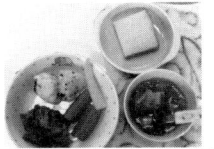

肉じゃが（いんげん、にんじん）
煮込みうどん
トマト

こふきいも、煮たにんじん、
キャベツの芯、食パン
とり肉てりやき、野菜スープ

グラフは子どもたちが食べられるようになる月齢を示したものです。最初のバーは25％の、中央は50％、後ろのバーは75％の子どもたちが食べられるようになることを示しています。軟らかく繊維の少ない食品は、個人差がなく、すぐに食べられるようになります。

4 1歳から1歳半の食事

●1歳から1歳半ごろの例

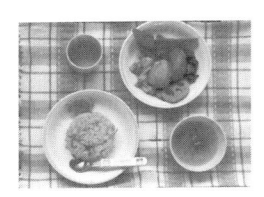

野菜の煮物（にんじん、れんこん、
さといも、こんぶ、とり肉）
まぜごはん
しじみのみそ汁

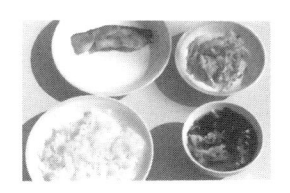

焼き魚
あえもの（キャベツ、にんじん、きゅうり、油揚げ）
ごはん
ワカメスープ（とり肉、たまご、ねぎ）

●食品と食べられるようになる年齢

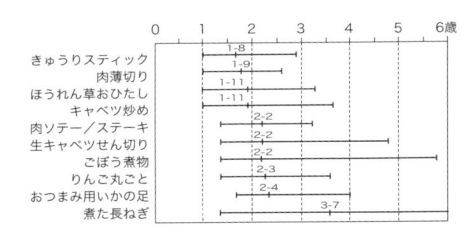

ほうれんそうのおひたしなど、葉野菜はよくかまないとのみ込めません。このような食品を食べたかどうかで、そしゃく機能の発達に大きな個人差があらわれています。煮た長ねぎは6歳になっても食べられる子どもは60％もいません。

5 3歳を過ぎると食べられるものの範囲がひろがらない

大きくなると食べられるものが多くなると考えがちですが、食べられる食品数の伸びは2歳半を過ぎると鈍くなり、食べにくいものは嫌いになり、食べなくなります。もっとも食べにくいものは、長ねぎなどの葉野菜です。せんべいのようにたんに硬いものは、力が付き割れるようになると食べられるようになります。

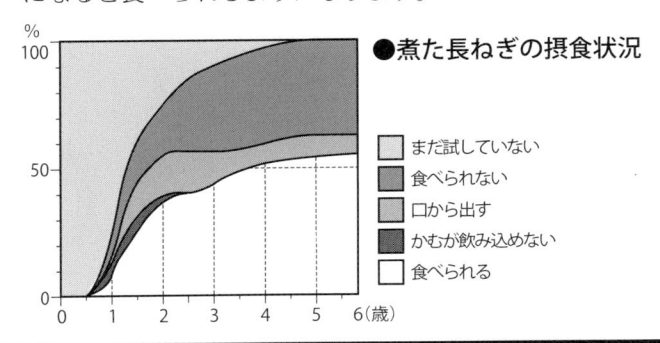

●煮た長ねぎの摂食状況

まだ試していない
食べられない
口から出す
かむが飲み込めない
食べられる

17 生活リズム＝食べる・遊ぶ・寝る

　昼と夜を持った地球に生きる私たちは、暗い・明るいの２つの環境に適応してきました。明るい時間帯に活動し、暗い時間帯は睡眠する一日の大きなリズムによって、交感神経・副交感神経の切り替え、ホルモンの分泌など、からだの機能の切り替えがおこなわれます。

　幼児期は３回の食事を中心にからだのリズム、生活リズムを身につけていく大切な時期です。朝食を食べないとからだが温まらず、からだも頭もはたらきません。夜更かしをする子どもがふえていますが、成長に必要な成長ホルモンは夜に分泌されるので、夜ふかし・朝ねぼう、朝食抜きではからだが十分に発育することはできません。

　３回の食事をきちんととるためには、食事の直前にお腹がすいていることが必要です。食事の前のジュース、間食はひかえます。食事を食べないからといって、間食や牛乳などでおぎなおうとすると、子どもはますます食べなくなる悪循環におちいります。

1 食べる・遊ぶ・寝る

　幼児期の子どもの生活の大半は食事・遊び・睡眠で成り立っています。
　３回の食事をポイントにして、生活にリズムをつけます。

午前７時前には起きて　　朝日をあびる　　朝ご飯を食べる　　からだをうごかして遊ぶ　　早寝をする

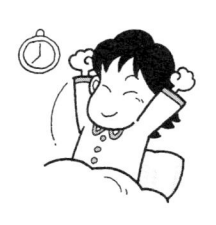

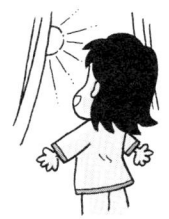

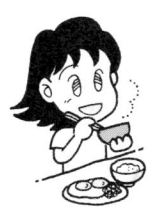

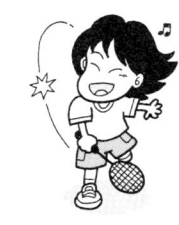

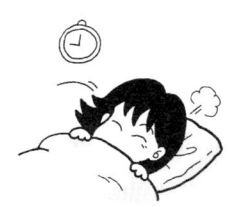

2 食事が子どものからだをつくる

　幼児期の食生活がその人のからだの基礎をつくります。「三つ子の食生活、百まで」といってもよいでしょう。

●食生活のチェックポイント

・早起きをしていますか。	
・食事のとき、十分お腹がすいていますか。	
・食事前の間食や甘味飲料をひかえていますか。	
・よくかんで食べていますか。	
・だ液が十分出ていますか。	
・飲み物や汁物で食事を流し込んではいませんか。	
・３回の食事を規則正しくとっていますか。	
・野菜や魚、肉など原材料をつかった食事ですか。	
・葉野菜・根菜類を十分に食べていますか。	

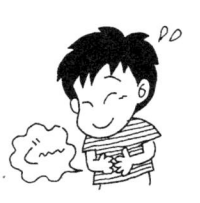

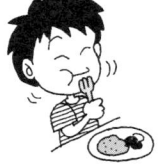

3 これだけはやめたい食習慣

子どもの健康を支えているのは、家庭の食生活です。このような食べ方はやめ、食生活を見直してみましょう。

袋入りお菓子のだらだら食い

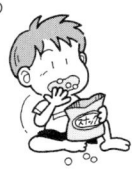

砂糖や油分をたくさん含んだ加工食品

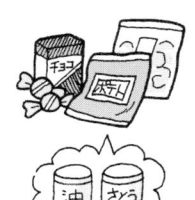

テレビを見ながら「ながら食べ」

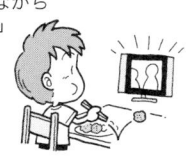

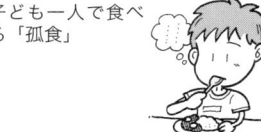

食事の前の清涼飲料・牛乳

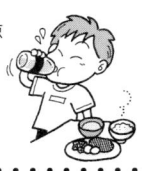

子ども一人で食べる「孤食」

4 遊びは心とからだの能力を高める

運動のあとには、成長ホルモンが分泌され、からだの成長を促します。適度な刺激は筋肉や骨の成長を促し、手足、体躯のつよさ、俊敏さを育てます。また、運動の刺激は大脳前頭葉の発達を促し、からだや感情をコントロールする能力を高めます。

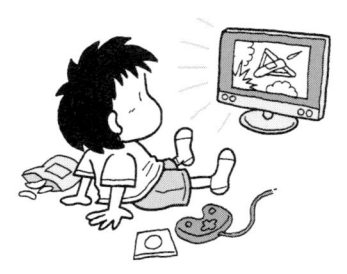

ＴＶやゲームに子育てをまかせていいの？

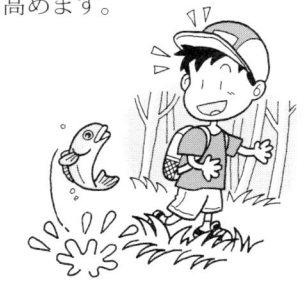

自然界は多種多様。何が起きるかわからない自然の無限さを体験させましょう。

5 寝る子は育つ

生まれて間もない赤ちゃんは、空腹になると目をさまして泣き、乳をのみ眠るといった生活リズムをくり返します。

4カ月ごろから夜の眠りがながくなり、6カ月ごろになると大人の睡眠パターンに近くなります。1歳を過ぎるころには昼寝が1回になります。

図のように成長ホルモンは夜、寝ているときに出てきます。睡眠の乱れは脳の発達にも影響するといわれています。じゅうぶん遊んで、からだが必要とする睡眠をとることが心身の成長・安定にとって不可欠なのです。

●一日の成長ホルモンの分泌状況

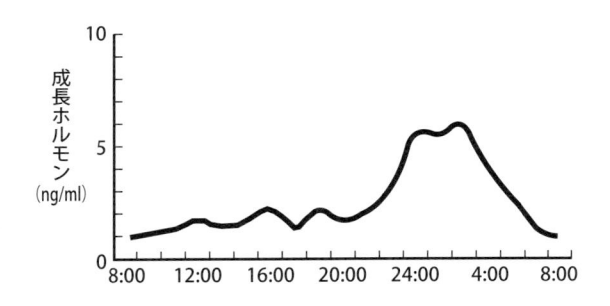

成長ホルモンは夜寝ているときに出てきます。

18 空腹から満腹へ

　固形食移行期は、かんで食べる練習をする時期です。生後1年ぐらいして、親の食べている食事に興味を示すようになると、手づかみで固形食を食べる練習が始まります。はじめのうちは、しゃぶって遊んだり、口に入れても出したりします。しかし、毎日練習をくりかえすうちに繊維の多い食材も、かんで飲み込めるようになります。2歳半くらいまでに、固形食移行が終了しますが、この時期までに、早寝・早起きの生活習慣を身に付けさせ、食事の前には外遊びなどでお腹が空くような生活リズムを整えます。毎日決まった時間におなかが空くようになると、固形食移行が順調に進みます。

　食べる行動は、空腹が大脳辺縁系で認められると食欲がでてはじまります。視床下部から脳幹部のそしゃく中枢に指令が行き、そしゃく筋が動きます。楽しい食事がすすみ、満腹感を感じると食事が終わります。この一連の行動は本能の働きに支えられています。

1 空腹が食欲をそそる

空腹が大脳辺縁系に伝えられると食欲がでます。視床下部から脳幹部のそしゃく中枢に指令が行き、食べる行動がはじまります。

（大脳辺縁系）
本能：個体や種族維持に
　　　不可欠な生命活動
　◎摂食活動
　◎飲水行動
　◎性行動
　◎集団行動

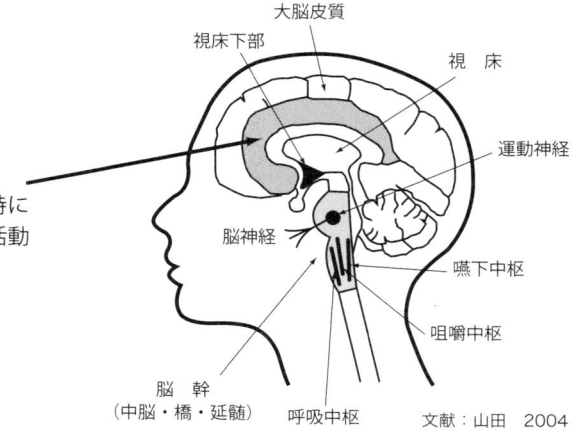

脳幹（中脳・橋・延髄）／大脳皮質／視床下部／視床／運動神経／脳神経／嚥下中枢／咀嚼中枢／呼吸中枢

文献：山田　2004

2 よい食品と楽しい食事

　　いろいろな味・硬さ・においを経験しながら、食べものを認識していきます。生活リズムができてくると、決まった時間にお腹がすくようになります。

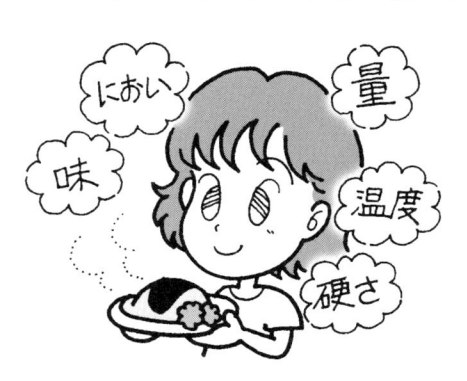

におい／量／味／温度／硬さ

	睡眠	食事	遊び
AM 5:00			
6:00			
7:00		7:00　朝　食	
8:00			
9:00		9:00　果物／野菜	
10:00			遊び　お散歩
11:00		11:00　昼　食	外遊び
12:00			室内遊びなど
PM 1:00			
2:00			
3:00		3:00　果物／煮野菜	遊び　お散歩
4:00			外遊び
5:00			室内遊びなど
6:00			遊び
7:00		7:00　夕　食	
8:00			入浴
9:00			
10:00			

3 前歯で食品をかみ切り、唇を閉じる

お腹がすいて食欲があり、楽しい食事の準備ができると、食行動がはじまります。食品を口に入れてかみ切り、唇を閉じます。

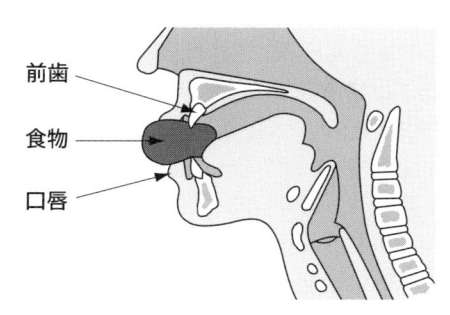

前歯
食物
口唇

前歯でかみ切り口に入れる　　　　　　　　唇を閉じて食べる

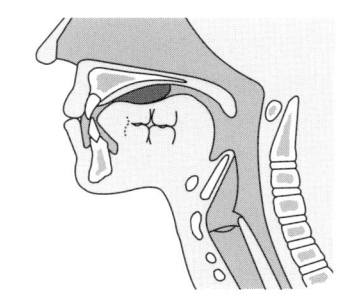

4 かんで食べて味わい、のみ込む

よくかんで食べると、そしゃく器官の発達が促されます。だ液もたくさん出て、食事を味わえ、口の中もきれいになります。食べながら、食べものをのみ込みやすいかたちにまるめます。臼歯をかみしめ、舌を口蓋前方にもちあげて食べものをのどに送り、のみ込みます。

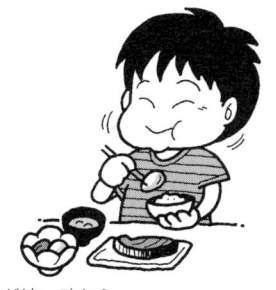

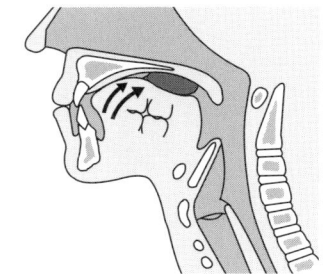

そしゃく＋だ液＝味わう　　　　　　　　臼歯をかみしめて舌が上に上がる

5 満腹感を感じて食事が終わる

楽しい食事で家族団らん。食文化も伝わります。

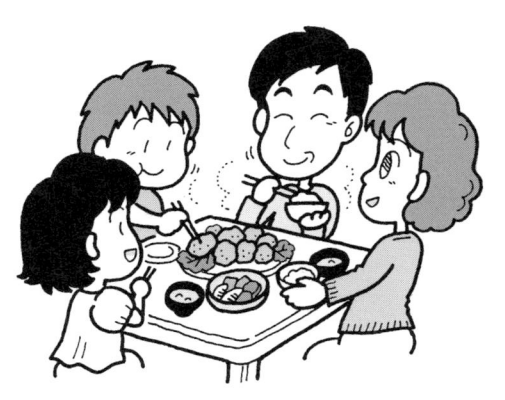

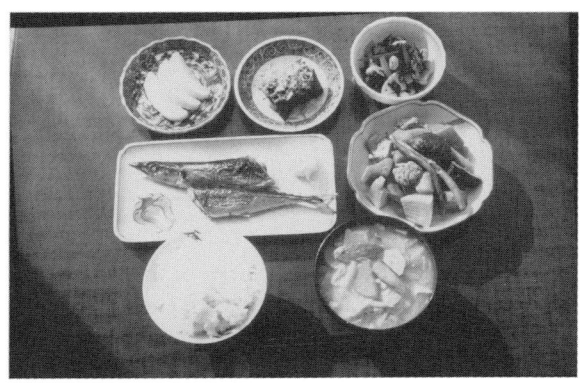

19 口の中の病気は食生活に原因がある

　口の中がまったく健康な人がいるかと思うと、たくさんのトラブルを抱えている人もいます。口の中の病気は食生活に原因があるため、まちがった食生活をしていると、むし歯、歯肉炎、不正咬合、顎関節症など、さまざまな症状が重なって起こることがあるのです。

　口の中がまったく健康な子どももいれば、いろいろなトラブルを抱えている子どももいます。加工食品や清涼飲料は、口の中のトラブルの原因のひとつです。加工食品は低分子の栄養素を豊富にふくんでいて、口の中のさまざまなすきまに入り込んで、長時間とどまります。この栄養素を食べて口の中で細菌が繁殖します。清涼飲料の糖分はむし歯の原因になります。

　加工食品は高圧・高温で加工処理され、かみごたえ、歯ごたえがなく、あごが育ちません。かむ必要がないのでだ液もあまり出なくなり、だ液による口の中の自浄作用（殺菌作用）が十分発揮されないのです。

1 食生活に問題がある子どもの歯

　健康な歯や口の子どももいれば、むし歯、歯肉炎、不正咬合など歯のトラブルのデパートのような子どももいます。年齢が低いほど、この傾向があります。
　写真は、小さいころからだが弱く、歯ごたえのあるものを食べてこなかった人のあご（口の中の状態）です。そしゃく能力は2歳程度しかなく、むし歯、歯肉炎が多く、上下の歯がほとんどかみ合いません。

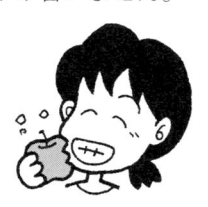

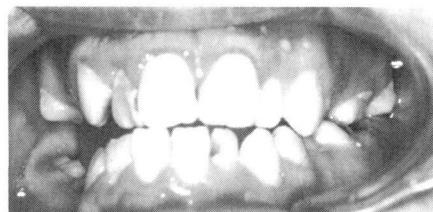

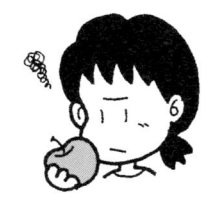

むし歯・歯肉炎がある不正咬合の歯

2 良い食習慣と悪い食習慣

　良い食習慣と悪い食習慣が、その人の一生に大きな差をもたらします。悪い食習慣ははやい時期にやめたいものです。

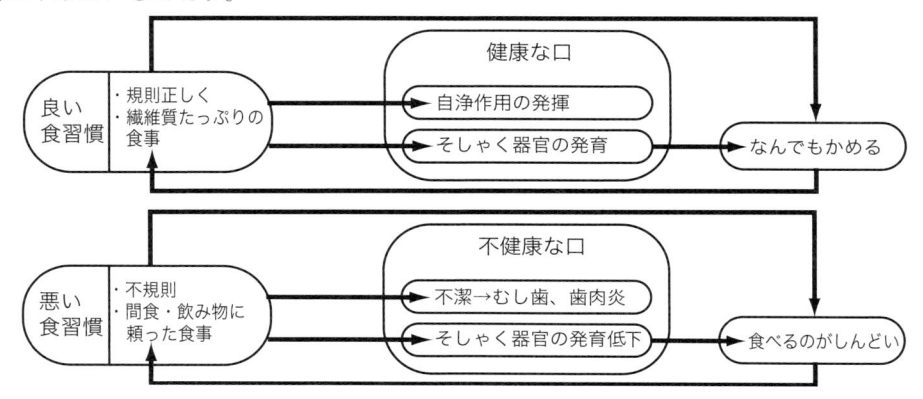

健康な口
良い食習慣 → ・規則正しく ・繊維質たっぷりの食事 → 自浄作用の発揮 / そしゃく器官の発育 → なんでもかめる

不健康な口
悪い食習慣 → ・不規則 ・間食・飲み物に頼った食事 → 不潔→むし歯、歯肉炎 / そしゃく器官の発育低下 → 食べるのがしんどい

3 乳幼児のむし歯の原因は砂糖

　乳幼児期のむし歯の主な原因は砂糖です。ミュータンス菌（むし歯菌の一種）によるむし歯は、急激に進行しますから、歯みがきだけではむし歯は防げません。歯みがきはむし歯に対する２次的な予防手段と考えてください。まずは、砂糖を歯につけないことです。

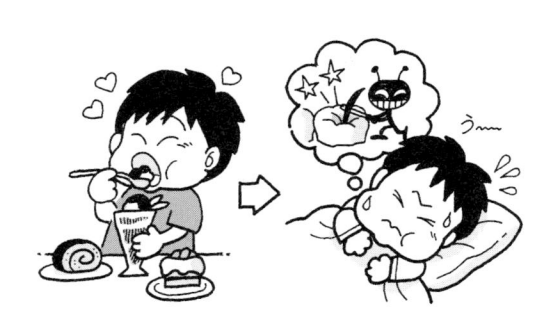

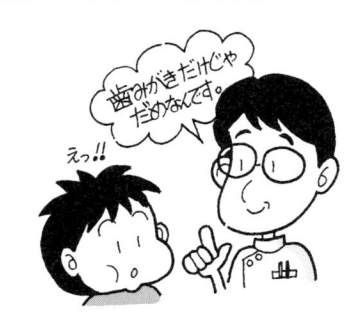

4 歯のトラブルを起こす食生活・起こさない食生活

　図は、歯肉炎になりにくいグループと重症の歯肉炎にかかっているグループを比較したものです。歯肉炎にかかっているグループでは、むし歯も歯ならびも悪い人が多いのです。また、おやつの時間が遅く、飲み物の量も多いため、食欲がなく、食事も不規則になります。

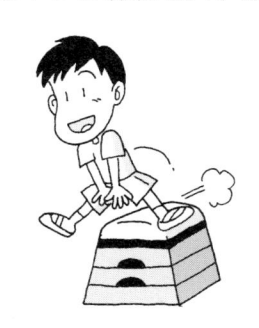

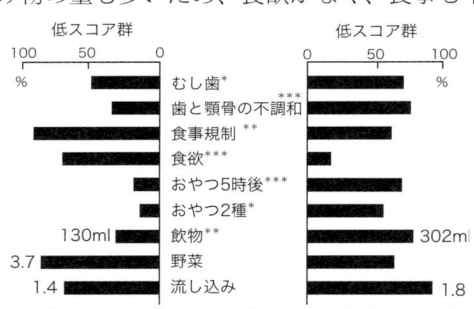

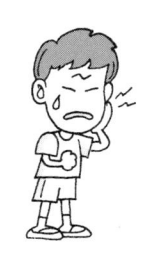

低スコア群　　　　　　　低スコア群
100　50　0　　　　　　0　50　100
%　　　　　　　　　　　　　　　　%
　　　　　むし歯*
　　　　　歯と顎骨の不調和***
　　　　　食事規制**
　　　　　食欲***
　　　　　おやつ5時後***
　　　　　おやつ2種*
130ml　　　飲物**　　　　302ml
3.7　　　　野菜
1.4　　　　流し込み　　　1.8

歯肉炎スコアが低い群と高い群との比較

5 良い食生活例、悪い食生活例

● ２つの１日の食事の例

歯肉が健全な子どもの１日の食事例

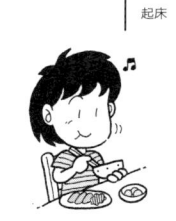

起床	8:00	ごはん　小茶わん１杯 目玉焼　卵１個 野菜サラダ　小皿１皿
	12:00	トースト１枚 野菜炒め　中皿１皿 チキン唐揚げ　１個 牛乳　コップ１杯
	3:00	テンプラ*　３個 麦茶
	7:00	ごはん　小茶わん１杯 刺身（マグロ、イカ）中皿１皿 大根（刺身の付け合わせ）小皿１皿 パパイヤの煮付け　中皿１/２皿 魚汁　茶わん１杯
就寝	9:00	

歯肉炎が進んでいる子どもの１日の食事例

起床	8:00	牛乳　コップ１杯
	9:40	ポテトチップス　小１袋 ジュース　コップ１杯
	11:00	牛乳　コップ１杯
	12:30	ラーメン　小茶わん１/２杯 水　コップ１杯
	1:30	プリン　１個 ジュース　コップ１杯
	3:30	ポテトチップス　小１/２袋 ジュース　コップ１杯
	6:30	牛乳　コップ１杯
	8:00	卵掛けごはん　小茶わん１杯 みそ汁　少量 牛乳　コップ１杯
就寝	9:00	

*おきなわのテンプラ。あげたパンのことで3時のおやつ。

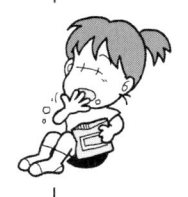

文献：坂下＆井上,1992

20 歯ならびの悪い・あごが未発達の子ども

　軟らかい食べものばかり食べていると、かむ必要がなくなり、あごの骨が成長するための十分な刺激が与えられません。あごが十分成長しなくなります。歯の本数と大きさは決まっていますので、あごが大きくならないと、歯が一列にきれいにならばなくなります。

　歯ならびが乱れていると上下の歯がかみ合わず、食べものをそしゃくしにくくなります。3人に1人程度がかめない・のみ込めないなど、食べ方がおかしいといわれています。歯ならびが乱れていると、細菌も繁殖しやすくなります。

　また、かむ回数が少ないとだ液が十分出ないため、口の中の自浄作用がおとろえ、細菌が繁殖して、むし歯や歯肉炎がふえる原因になります。あごの骨が弱いために顎関節症という病気にもなります。

　乳幼児のころから軟らかい加工食品を好んで食べてきたことが原因で、口の中にこのようなトラブルを抱えてしまったのです。

1　かめない子・のみ込めない子

　かめない子・のみ込めない子など、食べ方がおかしいといわれる子どもは、3人に1人程度いると考えられています（文献：横溝、1992）。

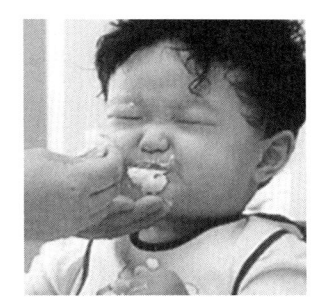

食べものを口から出してしまう子ども

●かめる子とうまくかめない子のそしゃく筋の動き

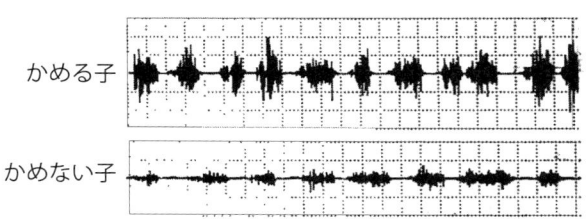

かめる子

かめない子

うまくかめない子は、かむ筋肉が効果的に活動しないため、食べものをしゃぶるような口のうごきをします。

2　歯が一列にならびきらない

　あごの骨の中に歯が一列にならびきらない状態を、歯とあごの骨の大きさの不調和（ディスクレパンシー）があるといいます。歯ならびが悪いと、上下の歯がうまくかみ合いません。この状態を「ディスクレパンシー型不正咬合」とよびます。

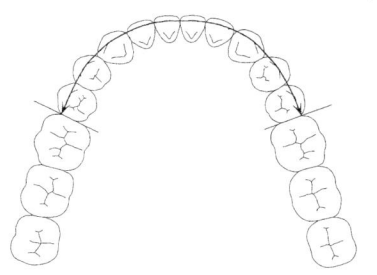

正常な歯ならび（歯とあごの大きさがつり合っている状態）

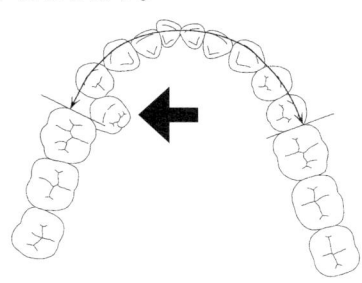

歯が大きくてあごに入りきらない（歯が入りきらずに、歯ならびが乱れている状態）

3 歯ならびの乱れ

あごが小さく、歯がならびきらない「ディスクレパンシー型不正咬合」がふえています。

●重症の歯ならび

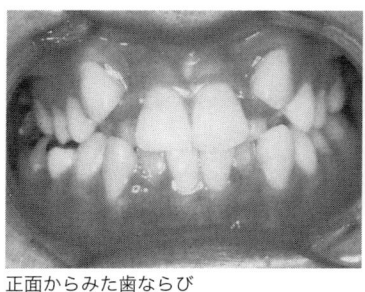

正面からみた歯ならび 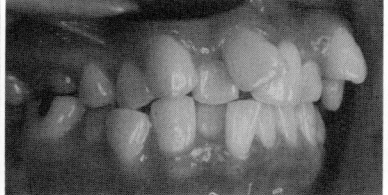　　側面からみた歯ならび 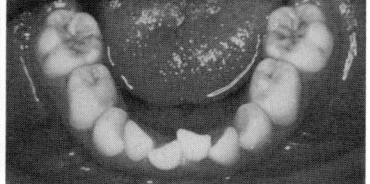　　下あごの歯ならび

4 乳歯のかみ合わせ

4歳ごろの乳歯は左下の写真のように歯と歯の間にすきまがあるのが正常です。右下の写真のようにすきまなくならんでいると、永久歯が生えそろったときには、みだれた歯ならびになります。

●乳歯の正常な歯ならび

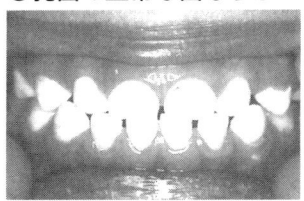

●すきまのない乳歯の歯ならび

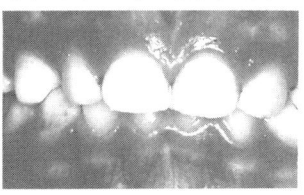

歯と歯の間にすきまがあるので食べものカスなどがたまりにくい、正常な歯ならび。

大きな永久歯に生えかわると、歯がならぶスペースがたりなくなり、約75％がディスクレパンシー型不正咬合になるといわれています。

5 親知らずが生えてこない

あごの骨が小さいと、上下で4本の親知らず（第3大臼歯）が生えるスペースがたりなくなり、出てこなかったり、すこししか顔を出せない状態（半埋伏）になります。

現代人では4本の親知らずが完全に顔を出している人は少なく、その1つ手前の第2大臼歯まで生えない人もいます。

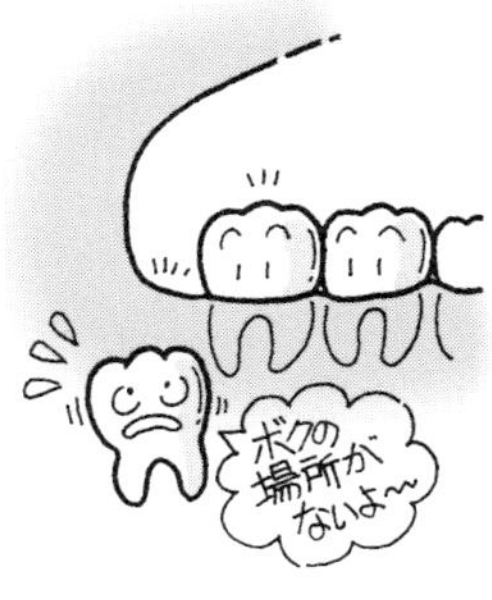

ボクの場所がないよ～

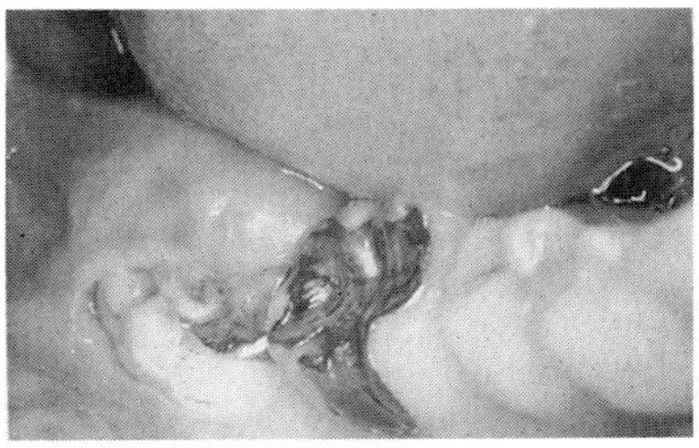

19歳の女性の下あご。左側の第2大臼歯も生えていません

6 あごが未発達だと歯ならびが悪くなる

あごが小さく、歯が一列にならんでいません。歯ならびが悪いと歯の周囲が不潔になりむし歯、歯周病になりやすい。

●歯が入りきらなくなった
あごのエックス線写真

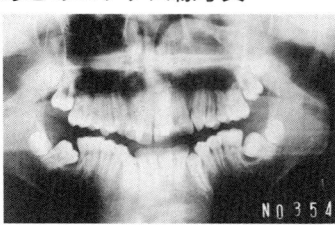

●歯ならびの悪いところが
むし歯になってしまった

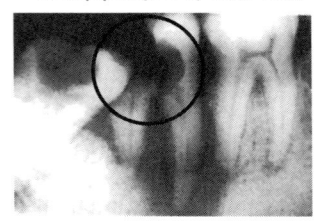

7 自浄作用がはたらきにくい

歯が一列にならんでいないと、浄化作用をもっているだ液の流れが悪くなり、歯の汚れが落ちにくくなります。また、食べカスが歯のあいだにつきやすくなります。

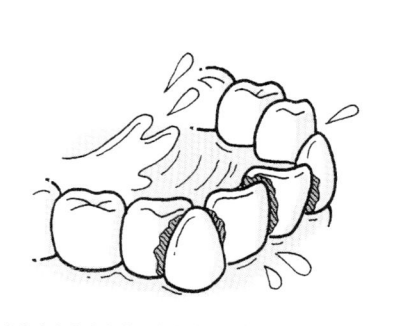

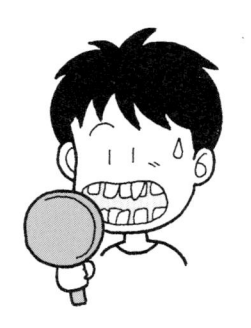

8 あごが未発達だと、歯肉炎になりやすい

グラフのように、あごが発達している人たちのグループでは歯肉炎が少なく、あごの発達が悪いグループでは歯肉炎が多く発症しています。

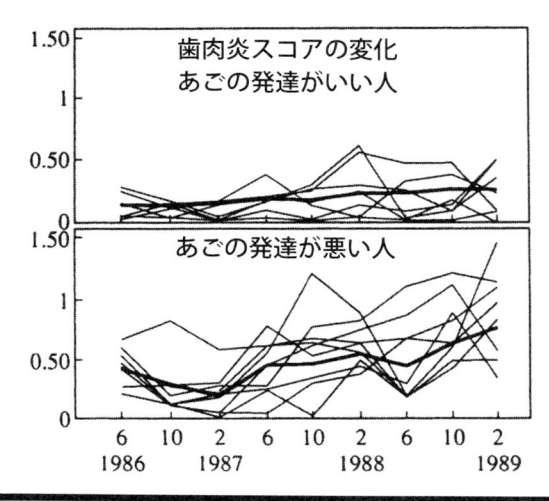

歯肉炎スコアの変化
あごの発達がいい人

あごの発達が悪い人

文献：坂下＆井上、1989

9 顎関節症という病気

顎関節症はあごの関節のつかいすぎによって起こる病気です。いままでは、中年以降に起きてくる症状でしたが、最近では若者たちのあいだにもふえています。

●顎関節症の3つの症状

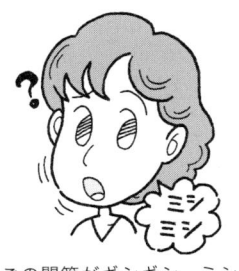

あごの関節がギシギシ、ミシミシ音がする（雑音）

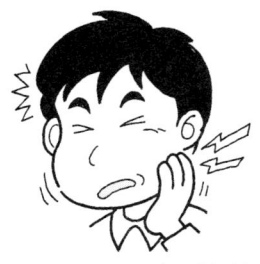

あごをうごかすと痛い（疼痛）

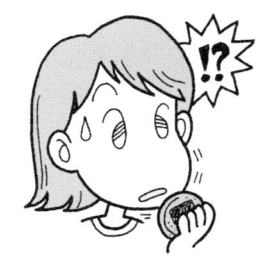

口が開かなくなる（開口障害）

10 古代人と現代人のあごの関節

顎関節症がふえてきた背景にはあごの関節がきゃしゃになっていることがあります。

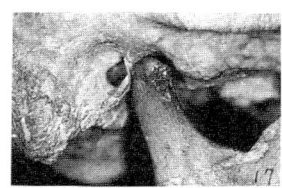

あごの関節

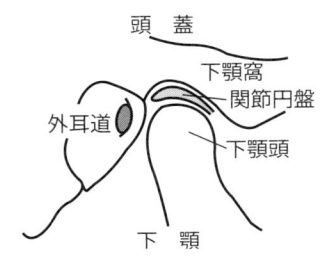

古代人のしっかりした下あごの関節

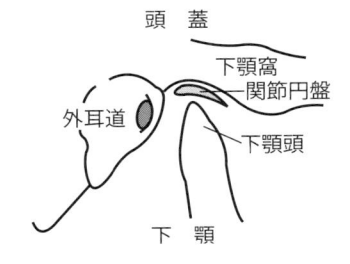

現代人の細い下あごの関節

11 若者に顎関節症がふえた原因

あごの関節が弱くなってしまう原因の1つに、よくかまなくても食べられる軟らかい食事があります。かまない食事があごを弱くすることは、ねずみの実験で証明されています。

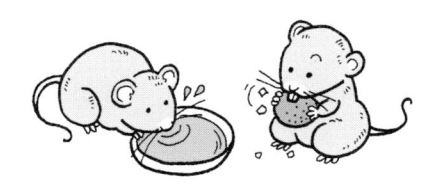

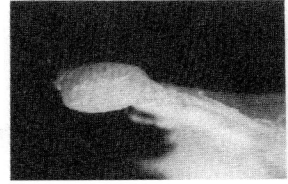

液体飼料で育ったマウスのあご関節

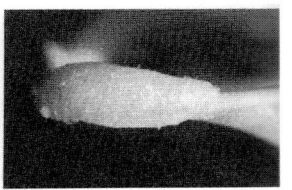

固形飼料で育ったマウスのあご関節

写真提供：黒江和斗氏のご厚意による

21 あご・かむ機能をしらべる方法

　そしゃく器官が発達しているかどうかを評価するいくつかの方法があります。

　●あごの形を調べる方法——歯の大きさと歯列弓（しれつきゅう＝歯がならぶべき場所）の長さを測って、歯とあごの骨の不調和（ディスクレパンシー）の有無を調べます。より正確に計測するときには、横顔のエックス線規格写真を撮影します。

　●かむ機能を調べる——咬合力を調べる方法、筋電図など筋肉の活動をしらべる方法、チューインガムなどをかんで溶け出した糖分の量からそしゃく効率を測定する方法などがあります。かむ力だけでなく、そしゃくの上手さなどさまざまな観点から総合的に検討します。これらの測定が困難な乳幼児などでは、食べている食品などからそしゃく機能を評価します。

　これらを調べることによって、子どものあごとかむ機能が十分に発達しているかどうかが評価できます。

1 形をしらべる

　上下の歯ならび、かみ合わせを目で見て診断します。食事や間食の内容と回数、歯みがきの習慣などを聞いて、問題があれば日常の歯のケアについてアドバイスをします。

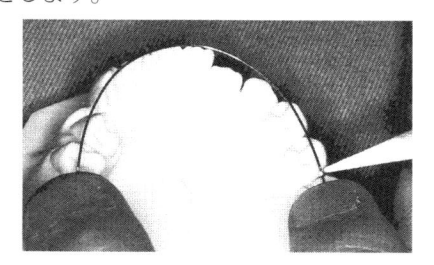

　よりくわしく歯ならびとあごの状態を調べるにはエックス線写真を撮り、それぞれの歯の位置を計測します。

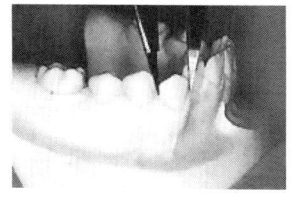

エックス線セファログラムで計測する

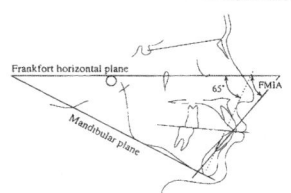

文献：sakashita et al,1997

2 かむ力をしらべる

●咬合計

咬合力計をつかって、かむ力を測定することができます。先端をぐっとかむとかむ力の大きさが表示されます。

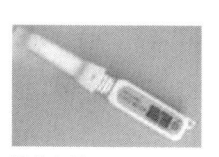

咬合力計

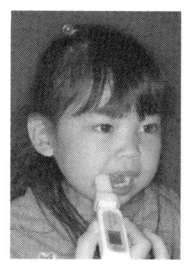

かんたんにかむ力が測定できます。

●全体の咬合力を調べる

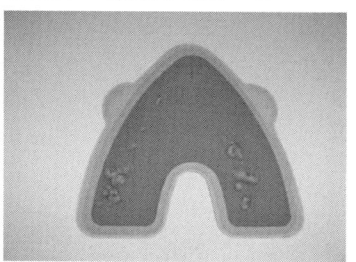

プレスケール（富士フイルム）
フィルムをかむとかんだ力に反応して発色します。歯全体のかむ力がわかります。

3 あごの筋肉のうごきをしらべる

●あごの筋肉のうごき
あごの筋肉が活動するときに出る電気を記録して、活動状況をしらべることができます。

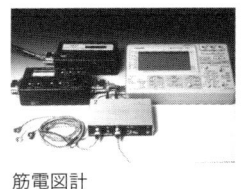

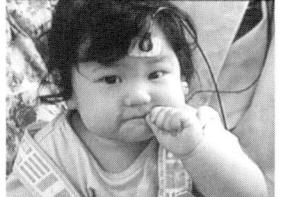

●あごの動き
あごの動きを3次元で解析できる装置（下顎運動測定装置）もあります。

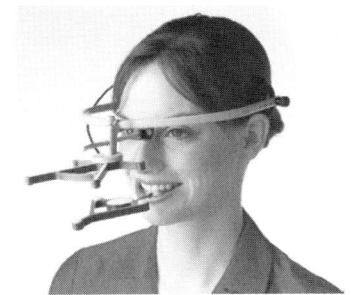

筋電図計

あごの筋肉のうごきを調べます。

アルクス ディグマ

4 そしゃく効率をしらべる

●チューインガム法
　チューインガムを一定時間かんで、ガムから溶け出した糖分の重さを測ります。たくさん溶け出していれば、かむ回数、かみ方が上手だということになります（文献：伊藤ほか、1988）。

●生米・ピーナッツ粉砕法
　生ゴメやピーナッツを一定の回数かんでから口から出します。それをふるいにかけ、一定以上の大きさの粒子を集めて測ります。ふるいに残る粒子が少ないほどかむ力が強いことがわかります。

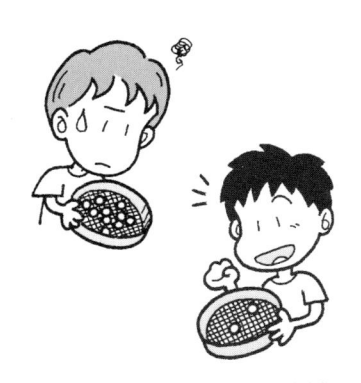

　子どもと大人のかむ機能を比べると、「チューインガム法」だと3歳児で大人の90％の成績、「ピーナッツ法」で測ると小学校低学年で大人の40～55％の成績でした。つまり、そしゃくパターンは3歳までにはほぼ完成していて、それ以後はかむ力がついていくと考えられます。

5 食べられる食品でそしゃく機能を判定する

　3歳以下や高齢者では、機械をつかった測定がむずかしいばあいが多いのですが、その時は食べている食品によってその人のかむ機能の程度を評価します。

●判定の例

```
次の食品を食べることができますか。
該当するところに○をつけてください。
  1. まだ与えていない
  2. 食べられない
  3. 口から出す
  4. かむがのみこまない
  5. 食べられる

①おかゆ           1 2 3 4 5
②刻みうどん       1 2 3 4 5
③刻みほうれん草   1 2 3 4 5
        ：
```

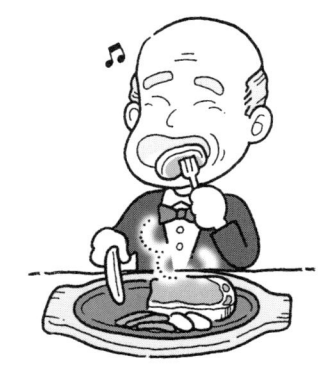

22 歯科健診で発見できるトラブル

　歯科医がおこなう歯科健診の目的は、あごや歯の形が整っているか、その働きが正常かどうかをしらべ、口の健康を高めることにあります。

　本人や保護者からむし歯、歯周病、不正咬合、あごの関節、口の中の状態などを調べ、病気があるかどうか、その程度をしらべます。また、歯の汚れの状態、口腔清掃（歯みがきの状態など）の良し悪しをしらべ、毎日の食事や間食の内容、食べ方などの食習慣を聞きます。

　これらの結果をもとに口の健康を保つための自己管理を高めていくための保健指導をおこないます（セルフ・ケア）。

　このように歯科検診は、異常を発見し、処置するだけではなく、本人がこれからの健康を守っていくための必要な援助をすることに本来の意義があります。日常の生活の中で自分の口の状態について関心を持ち、自発的な相談や受診ができる自己管理能力を育てていきます。

1 むし歯の診査

- 生えている歯の数とその種類
- 残っている歯の数とその種類
- 歯の形の異常の有無
- むし歯の有無とその程度
- 治療完了の歯の本数・治療した歯の状態
- 未処置の歯の本数

などをしらべます。

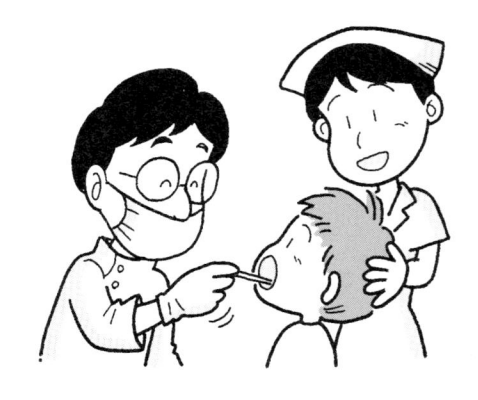

2 歯肉の診査

歯肉炎・歯周炎をしらべます。
- 歯肉が赤く腫れていないか
- 歯みがきで出血がないか
- 膿（うみ）が出ていないか
- 歯がグラグラしないか
- 歯根が露出していないか

　ひどいむし歯や歯周病を放っておくと、腐ったような強い口臭（こうしゅう）がしてきます。歯周炎の状態が悪いときは、糖尿病などの全身の病気がないかも確認します。

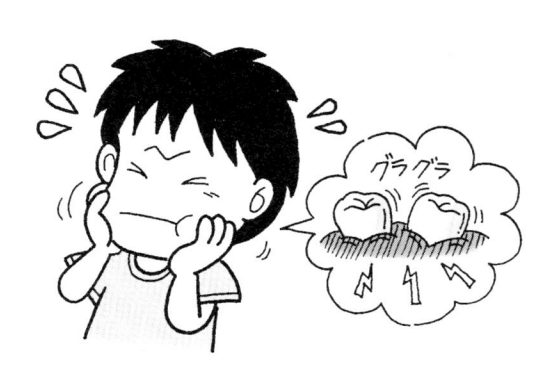

3 歯ならび・かみ合わせの診査

歯ならびやかみ合わせの乱れ（不正咬合）の有無をしらべます。そしゃく機能や、発音に支障がないか、本人が歯ならびを気にしているかなどを確認して、矯正治療が必要かどうか判断します。

●歯ならびの異常

歯の向きがずれています。捻転（ねんてん）といいます。

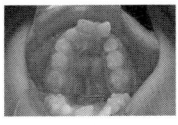

歯がこみあっています。となりの歯と重なる（乱ぐい歯）。叢生（そうせい）といいます。

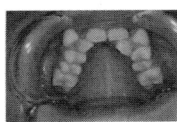

●不正咬合

上顎前突：下の歯が後ろにひっこんで、上の歯が前に出ている。

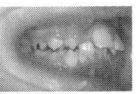

下顎前突：下の前歯が上の前歯より前に出ている。

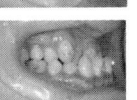

開咬：かみ合わせても、上下の歯の間にすきまがある。

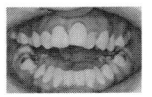

4 あごの関節の診査

- 問診で、食事のとき、あごの関節に雑音や痛み、口が開きにくいかなどを確認する
- 不正咬合の有無
- 不良な充填物（じゅうてんぶつ）、補綴物（ほてつぶつ）の有無
- 顎関節の発達程度をしらべる
- ストレスによる顎関節症をしらべる

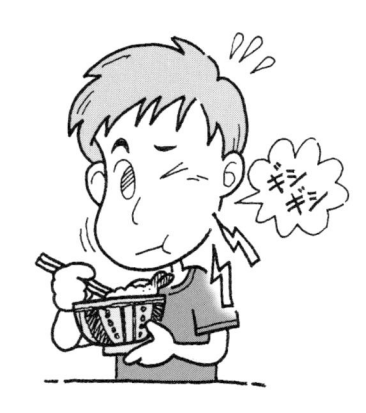

5 クセをしらべる

さまざまなクセがしばしば不正咬合の原因になります。

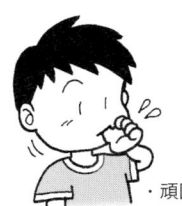

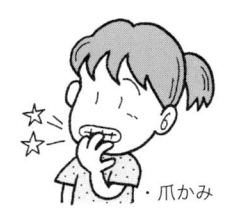

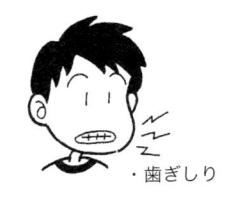

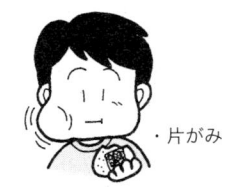

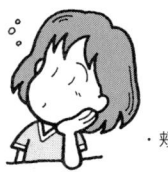

・頑固な指しゃぶり
・爪かみ
・歯ぎしり
・片がみ
・頬杖をつく

6 口の中の粘膜の診査

・歯肉、頬、舌の粘膜に、腫れや膿が出ていないか
・粘膜にただれや咬み傷、部分的なしこり、異様なふくらみやくぼみがないか
・粘膜にコケのような付着物、さまざまな色の斑点がないか

　どれも、口あるいはからだのほかの場所に病気のある可能性があります。

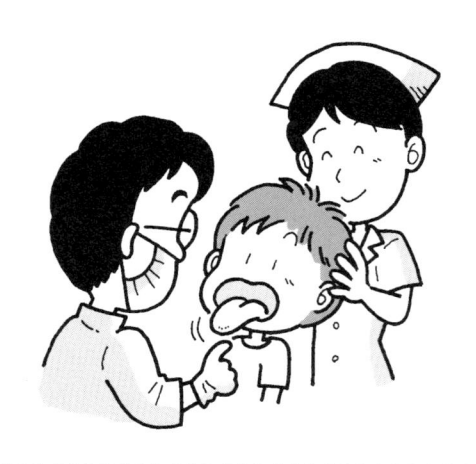

7 口腔乾燥症（ドライマウス）の診査

　口の中が乾燥するとさまざまな不快な症状が起こってきます。口腔乾燥症はだ液の分泌量が少ないことが原因で、むし歯や歯周病の原因、口臭の原因になります。だ液腺の発達が十分でない可能性もあります。

●口腔乾燥症の症状
・いつも口がカサカサ乾いている感じがする
・話しづらくなる
・食事のときに水、お茶、牛乳、ジュースが必要になる

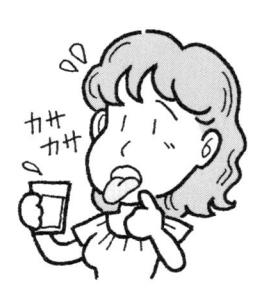

8 歯の汚れの診査

・歯がきれいにみがけているか、歯のあいだに食べカスがないか
・プラーク（歯垢）が付いていないか
・歯石が付いていないか
・必要なら染め出し液などを用いて「プラークスコア」をしらべる
・回数・時間・みがき方、歯間ブラシなど歯みがきの習慣を聞く
・食生活の聞き取り、食事記録から歯の汚れの原因を分析する

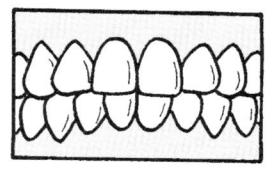

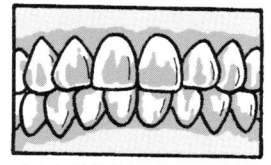

染め出し液でのしらべ方 → くすんだ部分にプラークが付着している

9 保健意識と保健行動

歯科医がおこなう歯科検診の真の目的は、日頃から自分の口の状態をどの程度わかっているか、大事に至る前に自発的に相談や受診ができるのか、健康相談や保健指導に関心が持てるように、本人の自己管理力を育てていくことがあります。

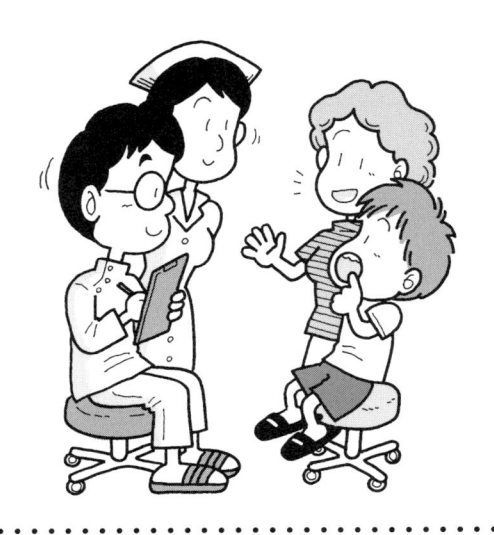

■一口メモ【たいせつなだ液の役割】

だ液は、一日に 1.5 リットルくらい出るといわれています。
だ液には細菌の繁殖を抑える作用があり、だ液で口の中が洗われることで、むし歯や歯周病、口臭の発生を抑える効果があります。また、食べ物にだ液がよくまざると、のみ込みやすく、消化しやすくなります。

●だ液を十分に出すには
・乳幼児の時期、食事中に飲み物（ジュースや水など）をたくさんとるとだ液腺（13ページ参照）の発育が低下する。
・食事を楽しく、よくかんで食べるとだ液が出る。
・葉野菜、根菜類など繊維の豊富な、よくかまないとのみ込むことができない食材を食卓にのせる。

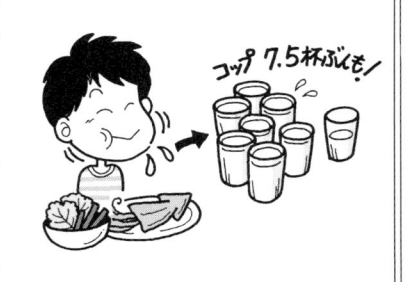

●だ液の持つ作用

自浄作用	口の中を洗い流す
再石灰化	溶けたエナメル質をふたたびかたくする
緩衝作用	歯が溶けるのを防ぐ
抗菌作用	口の中の細菌を抑える
湿潤作用	口の中の乾燥を防ぎそしゃく、のみ込み、発音をスムーズにする
消化作用	デンプンを消化しやすい形にする

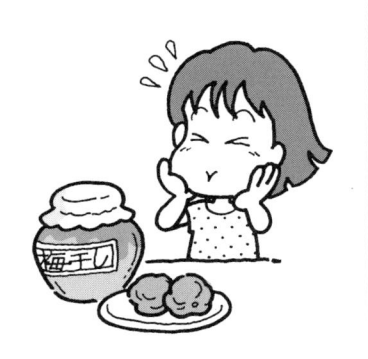

23 むし歯って何だ

　むし歯は、歯の表面に付いた細菌（ミュータンス菌といわれる連鎖球菌など）が分泌する酸によって歯が溶けてしまう病気で、細菌は歯ばかりではなく、歯周組織も破壊します。

　口と歯が本来持っている性質（個体要因）、むし歯の原因菌（病原要因）、食べものと食べ方（環境要因）が互いに作用しあって起こります。

　むし歯は、歯のエナメル質の最表層の下にある結晶が溶け出してはじまります (C0)。しだいに進行して、エナメル質が侵されます。この段階 (C1) で発見できれば、再石灰化が期待できるので、歯を削らずに治る可能性があります。むし歯が象牙質にまで拡がると (C2)、歯の神経が侵され (C3)、歯の実質が次第に欠けていきます。ついには、歯の根が残るだけの状態 (C4) になってしまいます。

　一度形が失われてしまった歯は、もう元の状態にもどりません。

1 むし歯の原因

　むし歯もほかの病気とおなじように、3つの基本的な要因が関係しています。

- **個体要因：その人の歯の形や歯ならび・だ液の分泌量など**── むし歯は、歯や歯のくぼみの部分にできやすいものです。また、だ液の量が少ないと、歯の脱灰（だっかい・カルシウムが溶け出すこと）の原因になります。
- **病原要因：むし歯菌**── むし歯の原因になる細菌（ミュータンス連鎖球菌）が歯の表面やすきまに繁殖します。
- **環境要因：食習慣**── 不規則な食生活、間食、糖分の多い食事、口の中の不衛生はむし歯菌を繁殖させます。

●むし歯の原因（歯の形・歯の汚れ・食生活）

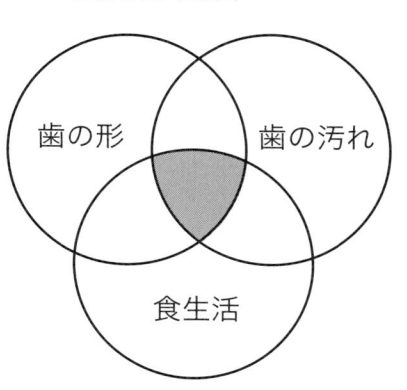

2 むし歯の起こり方

　3つの要素の1つでも悪化する（■の部分）とむし歯が起こりやすくなります。

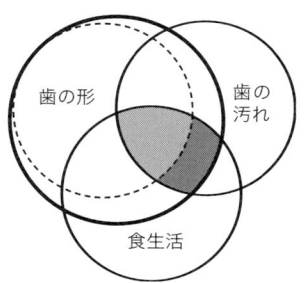

●**歯の形**
臼歯などの正面に、小さな凹みや細い溝がある。歯に汚れが残りやすい

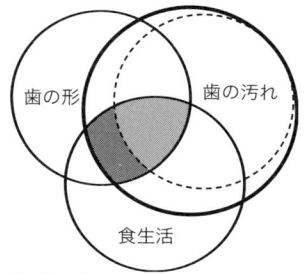

●**歯の汚れ**
歯の汚れがひどく、いつも細菌がすみついている

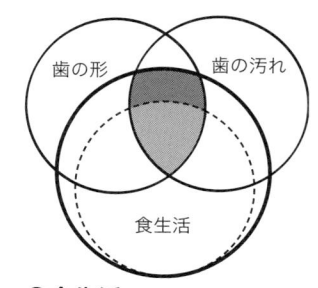

●**食生活**
食事にムラがあり、間食などからの糖分の摂取が多い

3 むし歯が起こりやすいところ

食べかすがつきやすく、とり除きにくいところにむし歯ができます。

- 歯と歯が接する面
- 臼歯のかみ合わせの溝
- 歯と歯肉が接する面

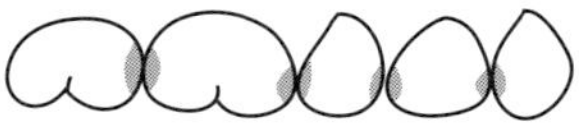

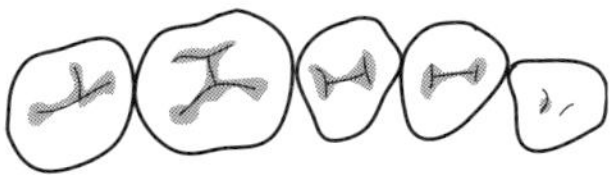

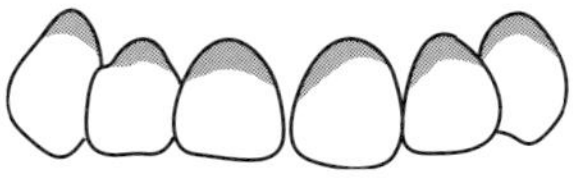

4 むし歯の進行

むし歯は、自然には治らない病気です。ごく初期の状態（C0＝要観察歯）を過ぎると悪化の一途をたどります。歯は一度、形が失われてしまうと、もとの状態にもどりません。

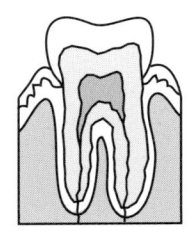

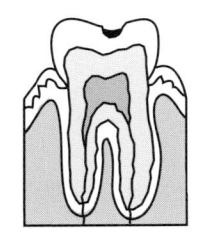

C0：要観察歯
C1：エナメル質が溶け穴があいている
C2：穴が象牙質にまで拡大している
C3：歯の実質がかなり失われている
C4：歯の根しか残っていない

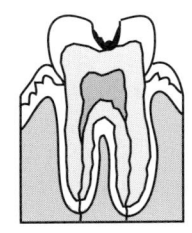

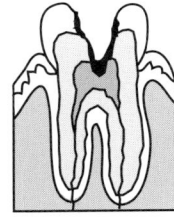

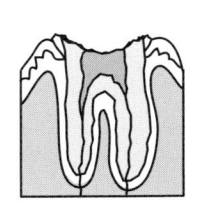

5 こんな人は歯が汚れる

- 歯が生える途中にある人
- 歯ならびが乱れている人
- 抜けたままの歯がある人
- むし歯を治療してない人
- 部分入れ歯をしている人
- 食生活が不規則な人
- 間食をとる回数が多い人
- 口腔清掃が十分でない人
- だ液が少ない人
- 口で息をするクセがある人

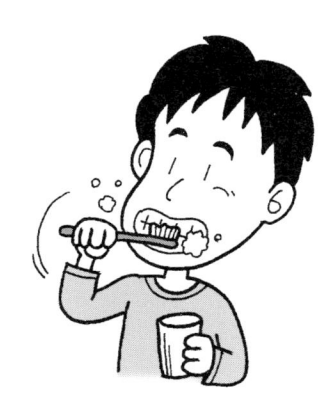

24 むし歯・歯周病を予防する

むし歯と歯周病は人類が大昔から悩まされてきた病気です。いまではどちらもプラーク（歯垢）にすみついた細菌が引き起こす感染症であることがわかってきました。細菌が歯や歯周組織を破壊するのです。また、むし歯・歯周病は肥満や高血圧、糖尿病などとおなじように、生活習慣病の一つでもあります。むし歯・歯周病を予防するためには原因である細菌の活動を抑えることです。まず、日々の食生活を正すことが第1です。そのうえで、食後や寝る前の歯みがきなども習慣にすることが大切です。 口の中にトラブルのない人・少ない人は規則正しい生活を送っていて、健康について関心を持ち、保健知識も深く健康増進への努力もしています。歯が健康な人の食事や間食の内容・食べ方は、発育・成長・活動に必要な栄養学的な点からも望ましいものです。 むし歯と歯周病の予防には、健康に関わる基本的要因、「個体・病原・環境」の3つの方向からそれぞれに手を打っていくことが必要です。

1 歯を汚しにくい食品

●**清掃性食品**——野菜や肉類など繊維質が多く含まれる自然食材は、清掃性食品といわれます。繊維質が豊富な食べものをよくかんで食べると、歯の表面や歯肉の粘膜など、口中の粘膜がきれいになります。歯肉をマッサージする効果も期待できます。自然食材にふくまれる栄養素は、細菌にはそのままでは分解できないので、むし歯菌や歯周病菌の繁殖を抑えてくれます。繊維のある食材は、よくかまないとのみ込めないので、かむ機能を育てます。

●**停滞性食品**——加工食品には栄養素が口の中の細菌に利用しやすい形でふくまれています。とくに甘い洋菓子は、軟らかくて口の中に残りやすく、むし歯菌や歯周病菌が好んで食べます。加工食品は食材を高い熱や圧力で加工していますから、軟性の食品です。

口の中を汚さない食品

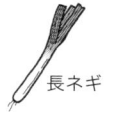

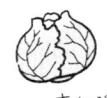

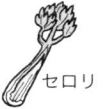

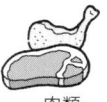

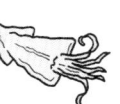

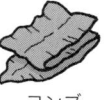

長ネギ　セロリ　キャベツ　肉類　スルメ　コンブ

2 歯の脱灰を起こす食品

脱灰（だっかい）とは、歯のエナメル質や象牙質からリン酸カルシウムが溶け出す現象です。脱灰が進むと歯の表面が弱くなります。むし歯菌が分泌する酸はリン酸カルシウムを溶かす作用があります。

そこでむし歯菌をふやしてしまう食品を脱灰能の高い食品とよびます（図参照）。

●食品の潜在的脱灰能

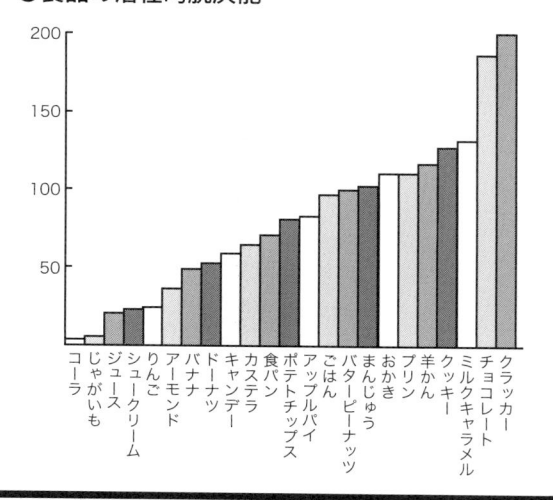

コーラ／じゃがいも／シュークリーム／りんごジュース／アーモンド／バナナ／ドーナツ／キャンデー／カステラ／食パン／ポテトチップス／アップルパイ／ごはん／まんじゅう／バターピーナッツ／おかき／プリン／羊かん／クッキー／ミルクキャラメル／チョコレート／クラッカー

3 口の中の自浄作用を高める食べ方

むし歯の少ない人は、自浄作用のよくはたらく食べ方をしています。
- かみごたえのある食材を食べている。
- 奥歯でよくかんで、殺菌効果のあるだ液を十分出して食べている。
- 食事、おやつを規則正しい間隔で食べている。

2つの図は、間食の多い人（表上）と少ない人（表下）の口の中のpHをくらべたものです。間食の多い人は、歯が溶けやすくなる酸度（酸性）になる回数が多いわけです。

●食事のとり方と口の中のpH

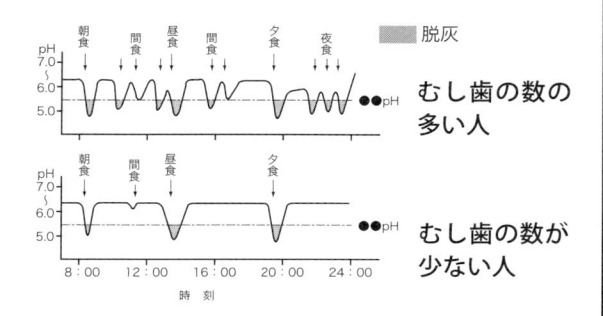

むし歯の数の多い人

むし歯の数が少ない人

"G.N. Jenkins,1974"(def)"R.L.Weiss & A.H.Trithart,1960"

4 歯みがきは補助手段

毎日歯をみがいていても、むし歯の多い子、少ない子がいます。むし歯予防の第1は良い食生活で、歯みがきはあくまでも補助手段です。良い食生活をした上で、ていねいにみがく努力をつづければ、むし歯が効果的に予防できます。

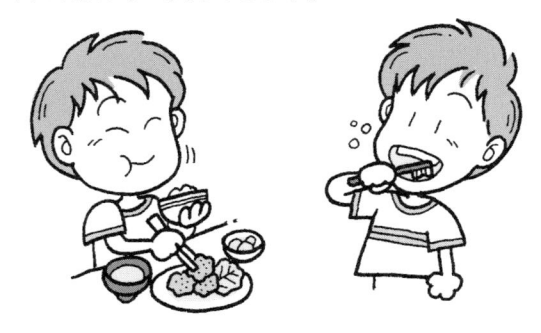

5 専門家による歯のケア

歯科衛生士が専門的な歯の清掃やケアをし、予防をたすけます。健康な大人でも1年に2回くらい受けると良いでしょう。
- ●**フッ素の塗布**──フッ素は歯の表面のエナメル質を強くします。
- ●**シーラントで溝を埋める**──臼歯の咬合面の溝を合成樹脂で埋めます。歯が生えてきてすぐ（1年以内）に処置するともっとも効果的です。

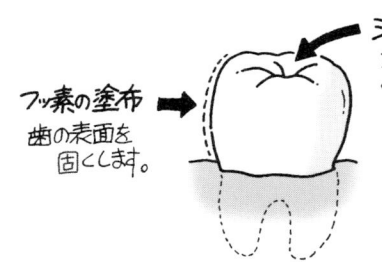

シーラント
歯のみぞを埋めてむし歯を予防。

フッ素の塗布
歯の表面を固くします。

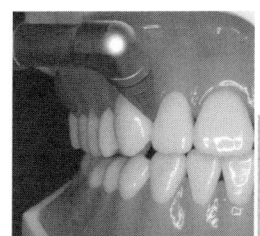

口腔清掃用の器具を使って歯石や歯の汚れをとります。

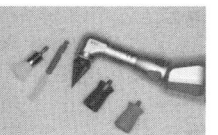

25 むし歯かな？と思ったら

むし歯菌によって、歯に穴があいてしまうと、自然に治ることはありません。むし歯は、できるだけ小さいうちに見つけて治療してしまうことがポイントです。

むし歯のごく初期に適切な処置をすれば、むし歯を削って、合成樹脂などの詰め物を充填（じゅうてん）するような治療をしなくてもすみます。
壊れかけた歯のエナメル質の結晶を造り直す処置（再石灰化療法）などをして健全なエナメル質を取り戻すことができます。そしてその後の経過を定期的に観察していくとよいと思います。

学校の歯科診査で、健全歯、未処置歯・処置歯などに加えて、要観察歯という判定があるのはこのためです。

むし歯になっても、できるだけ小さいうちに治してもらえば、歯の削られる量が少なくてすみ、被害を最小限にできます。治療に要する時間と苦痛も少なくてすみます。

1 要観察歯

要観察歯（CO：Caries for Observation）は、注意ぶかく診察しても確かな判定はできないが、むし歯になるかもしれないので、定期的に観察していく必要があるという状態の歯です。その後、症状は悪化せずに済んでしまうことがよくあります。

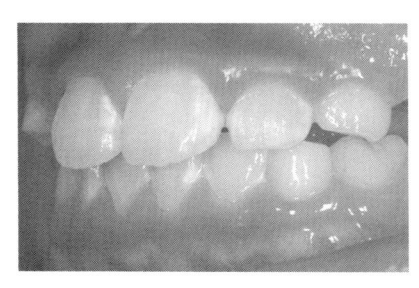

光沢を失い白く濁っているエナメル質が CO です。再石灰化治療をして経過を観察します。

2 初期のむし歯

むし歯は、じつは歯の表面からではなく、最表層の内側の部分にあるエナメル質の結晶が崩されて、溶けることから始まります（表層下脱灰）。さらに進行して、表面が壊されると穴があき、目に見えるむし歯になります。

ごく初期のむし歯（表層下脱灰）は、ふたたび石灰化する可能性があり、再石灰化治療をすれば、健康なエナメル質を回復することができます。

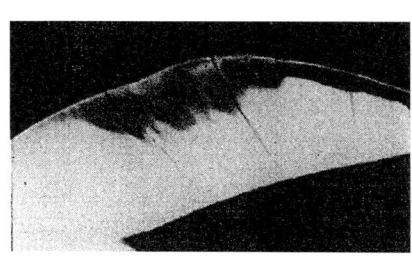

表層下脱灰を起こしているエナメル質（写真の黒い部分）

提供：長崎大学大学院飯島洋一博士

3 再石灰化治療のあらまし

●**脱灰の進行を止める**──歯がこれ以上溶けないようにプラーク（歯垢）を確実に落とします。
●**再石灰化を促進させる**──フッ化物などを用いて確実に再石灰化が起こるようにします。

　再石灰化治療は、患者さんに良い食習慣と歯みがきの習慣が身についていることが前提です。

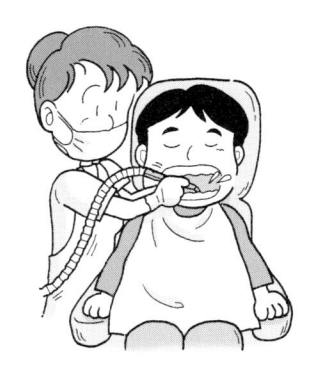

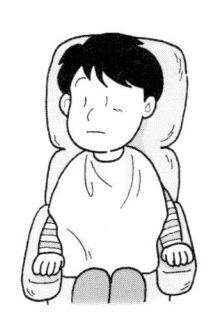

4 できるだけ削らないむし歯の治療

　むし歯が進行して、穴があいてしまったばあいは、悪い部分をとりのぞいた後に、合成樹脂などの詰め物をします。以前は、むし歯の再発を抑え、詰め物がはずれないように歯の健全な部分まで大きく削っていましたが、強力な接着剤のお陰で、できるだけ削る部分を少なくする治療が可能になりました。

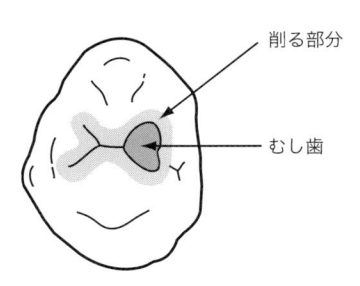

削る部分
むし歯

5 早期発見・早期処置のすすめ

　歯の管理は、日常の努力と歯科医の専門的な処置が、うまくかみ合うと大きな効果が期待できます。むし歯の進行をエナメル質から象牙質まででくい止めれば、神経（歯髄）が死なず、歯は生き残ります。エナメル質は本来の硬さを保ち続け、象牙質を再生する力も残ります。

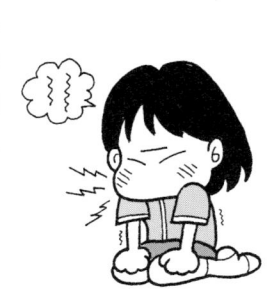

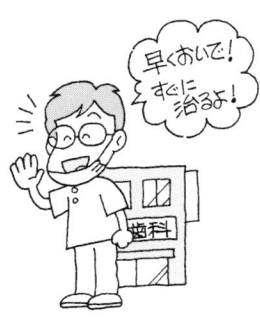

早くおいで！
すぐに
治るよ！

26 歯周病・歯肉炎・歯石って何？

歯を支えている組織（歯周組織）に起こる病気を歯周病といいます。

歯肉に炎症が起こる病気が歯肉炎で、一般には大人の病気と思われがちですが、軽症のものは子どもにもみられます。歯肉が赤く腫れて、ちょっとした刺激で出血します。

さらに歯肉溝（歯と歯肉の間の溝）の奥まで炎症がひろがると、溝が深くなり、歯周ポケットができます。歯周ポケット内のセメント質や歯石に付着しているプラーク（歯垢）には歯周炎を引き起こす嫌気性細菌である歯周病菌がすみつきます。歯周病菌が歯周組織を破壊すると歯がグラグラし、歯周ポケットに膿がたまり、歯肉が腫れます。ひどくなると、歯肉が下がって歯根が見えて歯がぐらぐらします。さらに進行すると歯は抜けてしまいます。

歯周病菌は、歯周ポケット内のセメント質や歯石に付着しているプラークにすみついています。

1 歯を支えている組織

歯を支える組織を歯周組織といいます。歯肉、歯根膜、セメント質、歯槽骨からできています。歯肉とエナメル質のあいだには、歯肉溝とよばれる溝があります。歯肉炎は、歯間乳頭部から起こってきます。

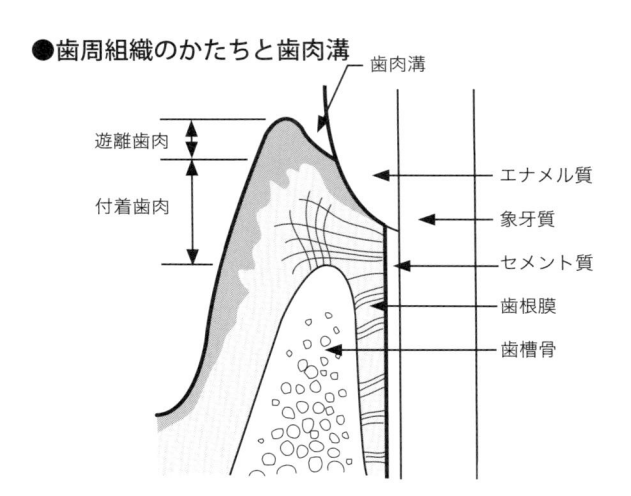

●歯周組織のかたちと歯肉溝

2 歯肉炎

歯肉炎の原因は歯の汚れです。炎症は歯肉に限定していますが、歯間乳頭部からはじまり、しだいに辺縁歯肉へひろがっていきます。歯みがきや、りんごをかじったとき、血が出るようになります。多くは歯の汚れをとり除くこと（プラークコントロール）で改善します。ひどくなると、歯肉が炎症のため赤く腫れて歯肉溝が深くなり仮性ポケットができて、嫌気性の歯周病菌が住みやすい場所がひろがっていきます。

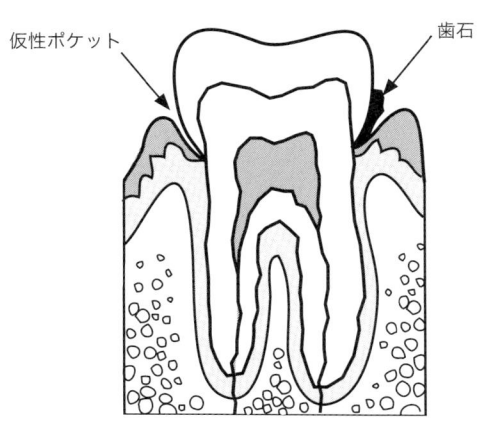

●歯肉炎

3 歯周炎

　歯肉炎が進行して、炎症が歯根膜、セメント質、歯槽骨におよんだものが歯周炎です。歯肉が赤く腫れて歯根からはがれ、歯周ポケットができます。その中に歯周病菌が繁殖するようになります。そうなると、歯根と歯槽骨をつなぐ歯根膜線維が壊され、歯槽骨も上の方から壊されて、歯がグラグラするようになります。重症になると、歯肉が下がり、歯が伸び出たようになり、最後には抜け落ちます。

　歯周炎の多くは、プラークによる慢性歯周炎です。そのほかに急速に進行する侵襲性歯周炎、遺伝疾患に伴う歯周炎などがあります。プラークによらない歯肉粘膜の病気や、全身疾患に影響される歯周炎があります。どのタイプの歯肉の病気かは、歯科医に診てもらう必要があります。

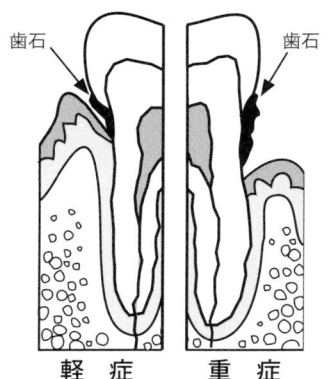

●歯周炎　軽症／重症

4 歯石はプラークが固まったもの

　だ液や食べものの中にはカルシウムがふくまれています。プラークにカルシウムが結びつくと石灰化し、歯石になります。図の左側のように歯周ポケットの中にできるもの、右側のように歯肉の上にできるものがあります。

　歯石は自分ではなかなかとれません。専門家のケアを受けてください。

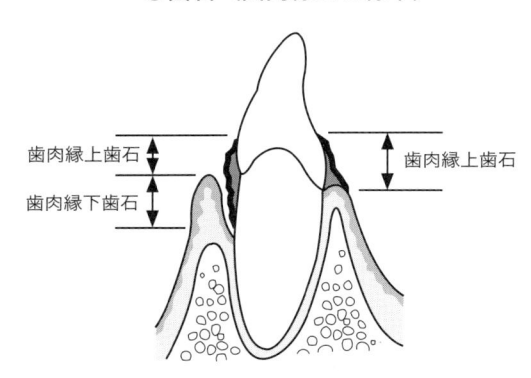

●歯石（歯肉縁上と縁下）
歯肉縁上歯石／歯肉縁下歯石

5 歯周病と全身との関係

　進行した歯周病は専門的な診断と治療が必要です。
　糖尿病があると、歯周病は進みやすく、治りにくくなります。生活習慣病は相互に関係しています。タバコを吸う習慣は、歯周病になりやすく、悪化する危険があります。

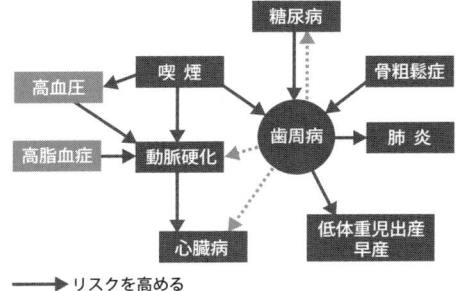

→ リスクを高める
⇢ リスクを高める可能性がある

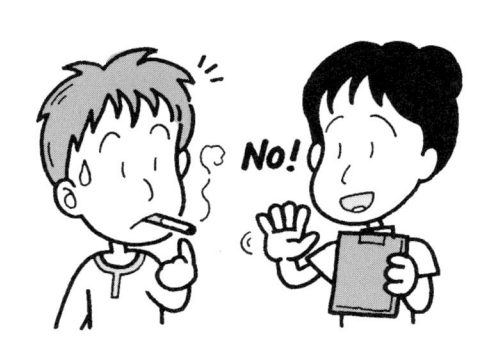

69

27 自分でおこなう歯の健康管理（セルフ・ケア）

　自分でおこなう歯の健康管理をセルフ・ケアといいます。歯科医などによるプロフェッショナル・ケア（74ページ参照）とあわせて、健康な口を維持するために必要な毎日の手入れです。

　健康なそしゃく器官を手に入れ、維持するには、伝統食のような繊維質の多い食品を中心にした食事をよくかんで食べ、生活リズムを守ることが大切です。

　夜寝る前、食事後に、小さめでシンプルな形の歯ブラシで、歯をみがく習慣をつけましょう。

　みがく順番を決めて、まんべんなくみがきます。歯の汚れに毛先をきちんと当てて、弱い力で、歯ブラシの先を細かく動かして、汚れを落としていきます。

　超音波振動の歯ブラシが市販されていますが、毎日、自分の手でていねいにみがくことが基本です。

1 自浄作用の働く食べ方

自浄作用がはたらくと！

かんで食べると
汚れが減り、
むし歯や歯周病に
なりにくくなります

自浄作用とは

＊食べ物の働き
　食べ物の繊維が汚れを落とします。

＊頬や舌の動き
　舌や頬が動いて汚れを落とします。

＊だ液の働き
　だ液が汚れを洗い流します。

2 歯みがきの目的・歯ブラシのえらび方

●歯みがきの目的
・口の中の食べものカスをとり除く
・プラーク（歯垢）をコントロールする
・口の中の自浄作用をおぎなう
・むし歯・歯周病を予防する
・よりよい生活習慣を育てる

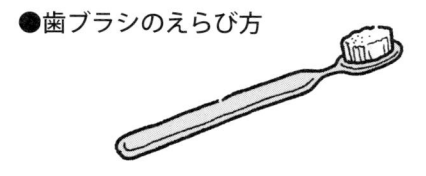

●歯ブラシのえらび方

柄がまっすぐでシンプルな形のもの
ヘッドが小さいもの

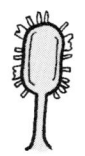

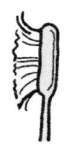

毛先が開いたらとりかえます

3 乳児期の歯みがき

夜寝る前に、赤ちゃんをひざにあおむけに寝かせて、指で唇をあげると口の中がよく見えます。固形食移行が順調に進んでいれば、汚れないような食べ方が学ばれています。乳児期では、歯をみがき上げるというより、口腔内の点検と歯みがきの習慣づけが目的です。あまりいやがるようなら、週に1回くらい赤ちゃんの機嫌のよいときに歯の汚れの点検をかねて歯みがきの練習をしてみます。

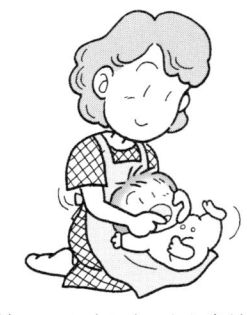

歯に汚れがついていないか、むし歯がないか、歯ぐきが赤く腫れていないか、よくチェックします。

4 幼児期の歯みがき

幼児は、まだうまく手がうごきません。予防のためというよりは生活習慣として定着させるために歯ブラシを持たせてみます。大人がいっしょにみがき、まねをさせてほめてあげるとよいでしょう。予防のためのブラッシングはまだ大人の仕事です。寝る前の歯みがきはきちんとおこないます。

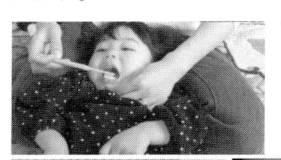

ひざに寝かせてみがきます

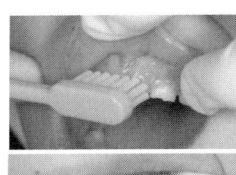

歯ブラシの当て方

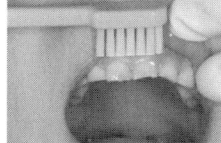

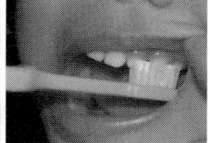

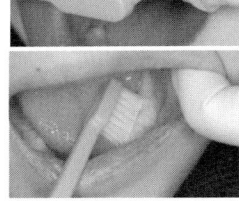

5 小学生の歯みがき

小学校入学ごろには、6歳臼歯（第1大臼歯）が乳歯列の奥に生えてきます。永久歯では一番大きく大切な歯です。自浄作用が働きにくいので、むし歯になりやすい歯です。仕上げみがきをしながら6歳臼歯のみがき方を教えます。学年が進むにしたがって、歯みがきも次第に親の手を離れて、子どもを自立させていきます。

●歯のケアを教えるポイント
・毎日の生活習慣のひとつとして定着させる。
（自分で起きる—朝ごはん—トイレ—洗顔歯みがき—身だしなみを整えて登校する）
・子どもまかせにはしないで、時には点検指導する。
・なぜ人は歯をみがくのか？　をかんがえさせる。
・むし歯や歯肉炎と、口腔内の汚れ、食事との関係を教える。
・じょうずな歯のみがき方を教える。

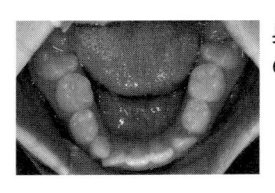

奥に生えてきたのが6歳臼歯

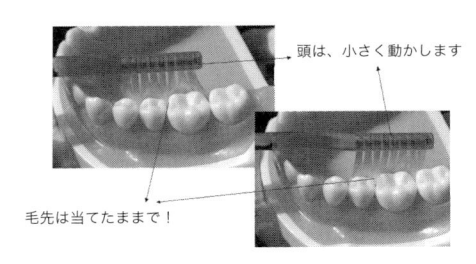

頭は、小さく動かします

毛先は当てたままで！

6 中学生・高校生の歯のケア

　永久歯のむし歯、歯周病、歯ならびの問題、第2大臼歯（12歳臼歯）の萌出、親知らず、顎関節症などのトラブルがあらわれます。生活範囲も広がり、生活も不規則になりがちで歯のトラブルが急増する子もあらわれます。

● 12歳臼歯のトラブル

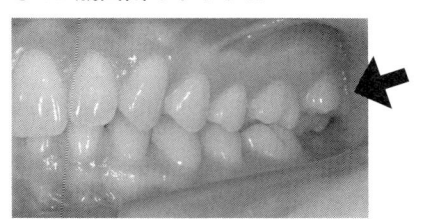

写真右の右側のいちばん奥に12歳臼歯が生えてきます。あごが狭いため上の歯は外側に、下の歯は内側に倒れて生えています。かめないので自浄作用がはたらきにくいため、あっというまにむし歯になります。かみ合うように矯正が必要です。

7 成人の歯のケア

　成人期はむし歯や歯肉炎の初発は少ないですが、むし歯・歯周病で歯を失ったり、顎関節症で口が開かないなどのトラブルが起こります。口の内の状態は人によってそれぞれです。定期的に健診を受け、その保健指導にしたがいます。

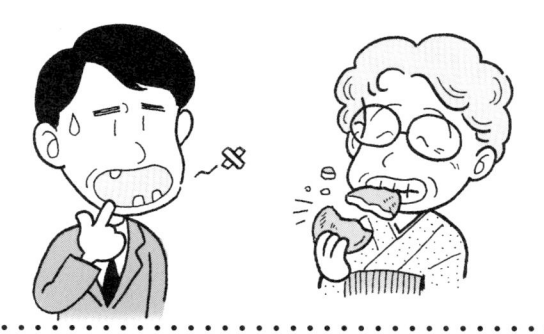

8 効果的な歯みがき

　プラーク（歯垢）は細菌がすむマンションです。むし歯菌や歯周病菌などさまざまな細菌が共生しています。プラークは歯の表面に付いたぬるぬるした層（バイオフィルムといいます）ですから、歯ブラシでこすってとり除くのが、いまのところいちばん良い方法です。

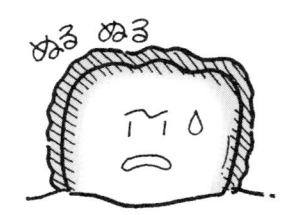

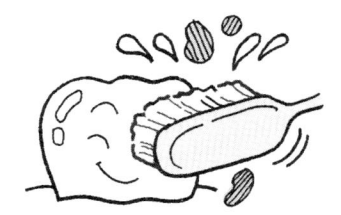

9 歯周ポケットと歯ブラシの毛先

歯と歯肉のまわりから細菌が侵入し、歯周病が進みます。この細菌をなるべく除去するためには、毛先を歯と歯肉の間に当てて、細かく弱い力でうごかします。歯間ブラシなどが必要なときもあります。歯周ポケット診査で、深さが4ミリを超えると、歯ブラシでは届かなくなり、歯科医による診察が必要になります。

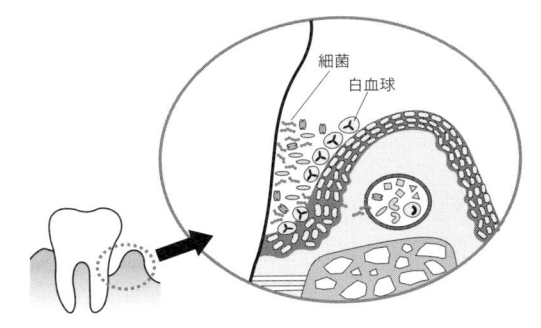

歯と歯肉のあいだに毛先を入れ、細かくうごかすと汚れがとれます。

■歯ブラシのあて方
- みがき残しがないように、みがく順番を決めます。
- 毛先は歯に当てたままで、歯ブラシは弱い力で、細かくうごかします。

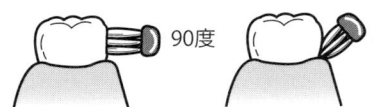

90度　45度

毛先を歯にしっかり当てます。

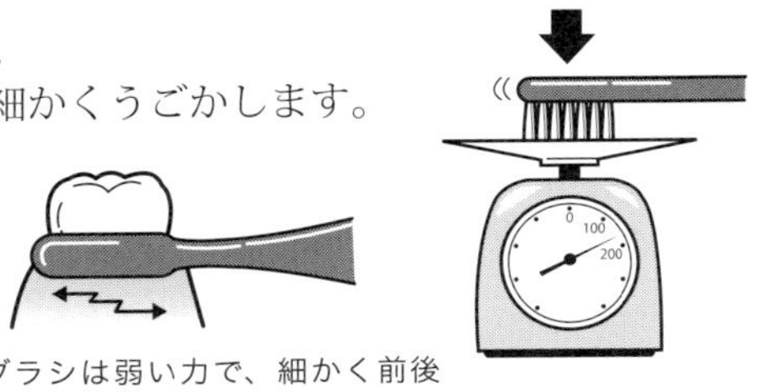

歯ブラシは弱い力で、細かく前後にうごかします。

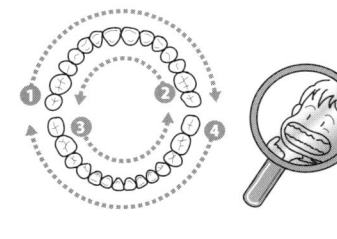

みがき残しがないように、順番を決めるとよいでしょう。

■歯みがき剤
歯みがき剤を仕上げのときに少しだけ使います。

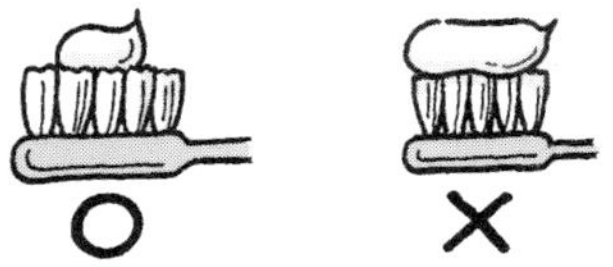

■うがい薬
殺菌剤をふくんだうがい薬は、一時的な殺菌効果があります。

■歯間ブラシとフロス
歯肉が下がって歯と歯の間が清掃しにくいときは、歯間ブラシやデンタルフロス（歯間清掃用の糸）で歯の周囲をきれいにします。

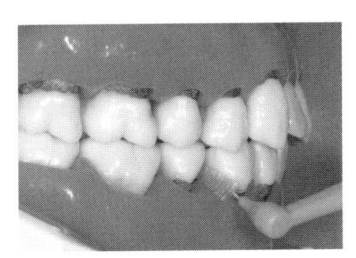

歯間ブラシで歯の間をきれいにする

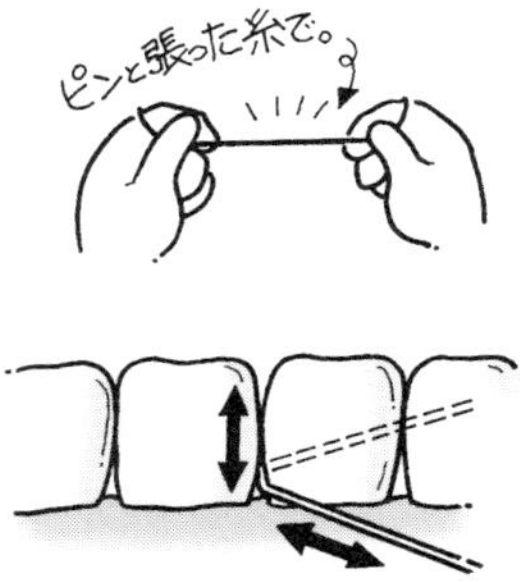

デンタルフロスで歯の間をきれいにする

28 歯科医による健康管理（プロフェッショナル・ケア）

　定期健診では、むし歯、歯肉、汚れ、歯ならび、顎関節、軟組織などを診察して、口の状態を説明します。そして、口の状態に応じた保健指導・予防処置がおこなわれます。

　専門家によるスケーラーなどの機械を用いた歯垢・歯石の除去は、口の中の細菌の量を減少させて、むし歯や歯周病の予防をおこない、歯を長持ちさせようとする治療としておこなわれます。

　歯科医による健康管理（プロフェッショナル・ケア）は、症状の進行を抑制するために不可欠です。口の中の健康を守るために、健診間隔の指導や治療の必要性、健全な食生活のあり方、生活リズムの大切さの説明など、それぞれの患者さんのリスクに応じた管理をおこないます。

　とりわけ、中学生の時期からは、歯周ポケットの診査が重要になります。

1 定期健診

歯科健診とレントゲン撮影をおこない、口の健康状態を調べます。

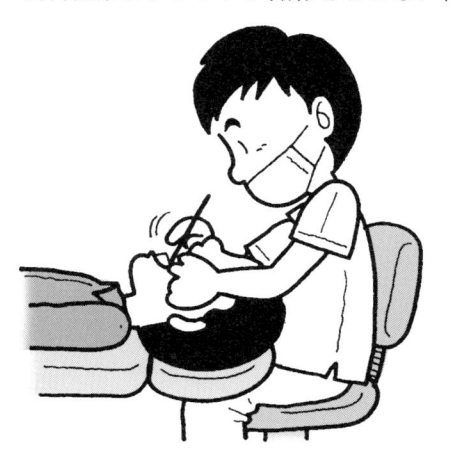

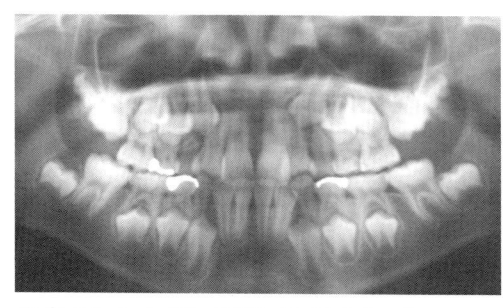

●歯のレントゲン写真（8歳ぐらい）
　目に見えない、乳歯と永久歯のあごの骨の中のようすがわかります。

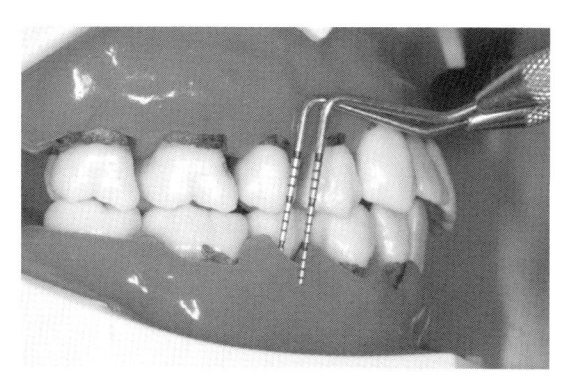

●歯周検査
　写真のように歯周ポケットにプローブという器具を入れて、ポケットの深さを検査します。写真は4ミリの深さを示して歯周病と診断されます。また、出血する、歯石が触れるなどの症状がわかります。

2 保健指導

　口は食べる器官ですので、健全な食生活、生活リズムが大切です。
　歯みがき指導では、どこが病的な汚れであるかを教え、適切なケア用品（歯ブラシ、フロス、歯間ブラシなど）の選び方、正しい使い方を教えます。

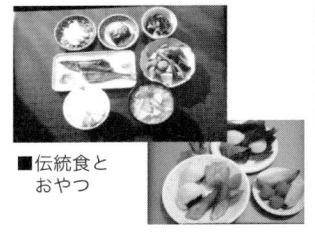

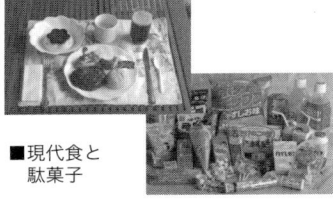

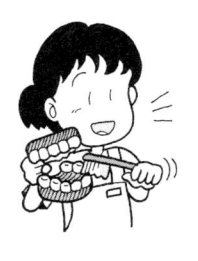

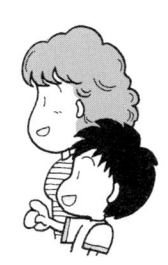

■伝統食とおやつ
■現代食と駄菓子

どちらが健康的な食生活ですか？

3 予防処置

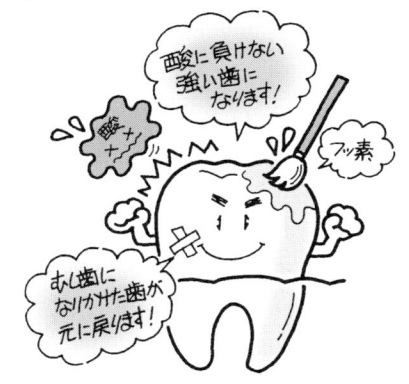

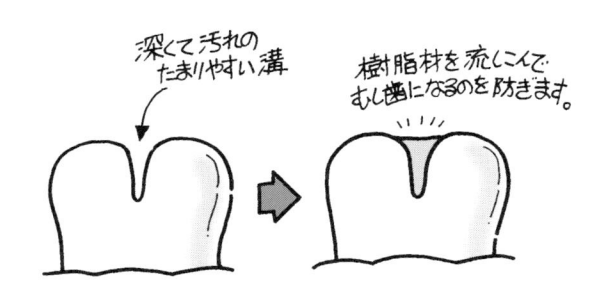

むし歯予防のフッ素塗布

シーラント＝むし歯になりやすい溝を埋める樹脂材

4 器械による歯垢・歯石の除去

　スケーラーなどの機械を使用して歯の周囲を清掃し、歯石や汚れを除去します。スケーリング（歯に付着したプラークや歯石などを器械によって除去すること）とルート・プレーニング（汚染された歯根表面をきれいにする）という治療で、歯肉の炎症をなくし、歯周組織がさらに破壊されるのを抑制して歯周病の進行を抑えます。

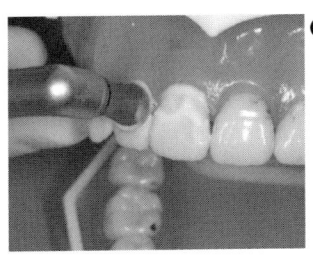

● PMTC

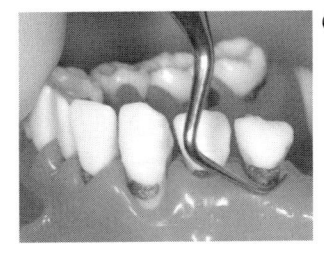

●スケーリング＆ルート・プレーニング

29 歯がすり減る原因

　歯のエナメル質は、とても硬い物質ですが、かんだり、こすり合わせるたびに少しずつすり減っていきます。とくに永久歯に生え替わる時期（4～5歳頃）に乳歯がすり減るのは、かみごたえのあるものをしっかりかんで食べ、よい食生活の中でそしゃく力が順調に育っている証拠です。

　これにひきかえ、精神的な原因、病的な原因で歯がすり減ることもあります。ストレスによる睡眠中などの歯ぎしりや、不正咬合などがあるばあいには、強くこすり合う歯だけがすり減ります。ストレスの原因、不正咬合などの原因をとり除く必要があります。

　また、毎日の歯みがきによって歯がすり減ることもあります。強くみがきすぎることが原因ですが、歯頸部から歯根部にかけて歯質が削りとられ、歯にくさび状の凹みができてしまいます。この凹みができると歯がしみるようになります。

1 歯が自然にすり減る

　歯がすり減ることを、咬耗（こうもう）といいます。歯の役割は、食べものを切り裂き、かみ砕き、すり潰すことですが、長年の間に歯はすこしずつすり減っていきます。すり減った面は平たくすべすべになります。

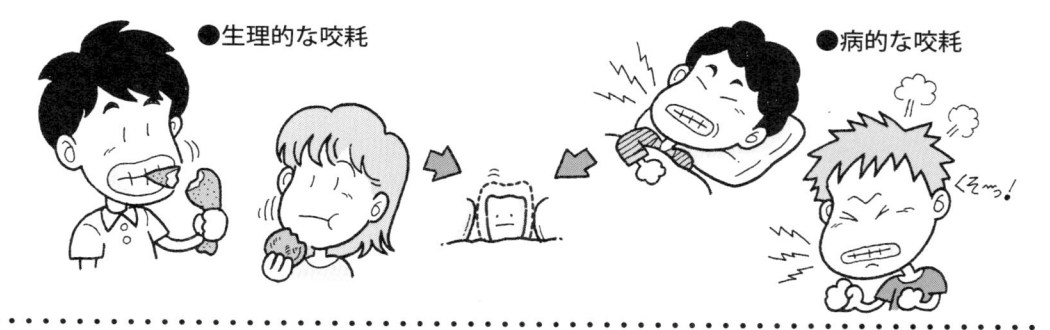

●生理的な咬耗　　　●病的な咬耗

2 すり減りが大きくなる

　長年の間に次第にすり減る部分が大きくなり、エナメル質から象牙質にまで達することがあります。

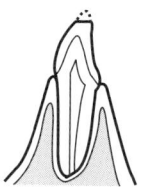

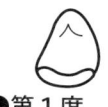

●第1度
咬耗面がまだエナメル質に止まっているもの

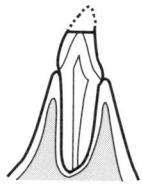

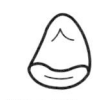

●第2度
象牙質が点状・糸状に見られるようになったもの

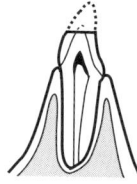

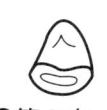

●第3度
象牙質が幅・面積を持って見えるようになったもの

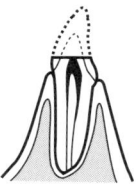

●第4度
咬頭・切縁が極度に失われているもの

3 病的な歯のすり減り

　ストレスがあって、睡眠中に無意識に前後左右に強く擦り合わせたり（歯ぎしり）、強くかみ締めたり（くいしばり）、カチカチと咬み合わせたり（タッピング）するクセがあると、歯がすり減ります。これをブラキシズム（咬合神経症）といいます。
　ブラキシズムがあると、歯に過重の負担がかかり、歯の破折、歯槽骨の吸収や歯肉の退縮、顎関節症を起こす原因となります。また、そしゃく筋の異常緊張による疲労性疼痛、偏頭痛、肩こりなどが起こることがあります。

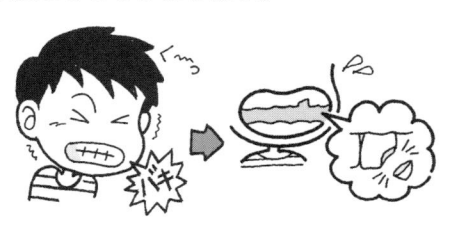

4 職業的な歯のすり減り

　職業によって、病的なすり減りが起こることがあります。美容師、大工、ガラス吹き工、管楽器奏者などに職業的な歯のすり減りがみられます。いずれも仕事の最中に歯をつかっています。またパイプでタバコを吸う人、鉛筆の端をかむクセのある人にも前歯がすり減っていることがあります。

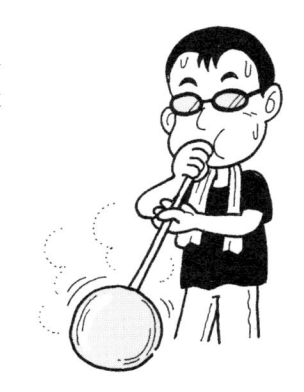

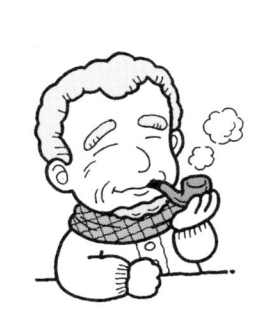

5 歯みがきで歯がすり減る

　みがきすぎで歯がすり減ることを磨耗（まもう）といいます。歯みがき剤をつかって硬い歯ブラシで「横みがき」をつづけていると、となり合う数本の歯根がクサビ状にすり減ります。エナメル質は硬いのでゆっくりとすり減りますが、歯根が露出してセメント質が出てくると急速にすり減ります。すり減ったエナメル質や象牙質の部分は、できるだけはやくレジン（プラスチックの充填剤）や金属で充填して元の形に治します。

●クサビ状欠損

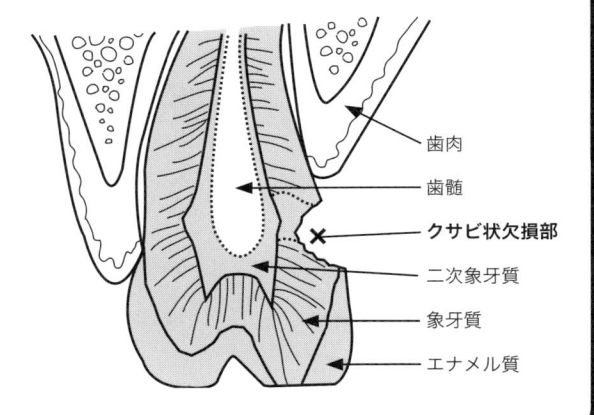

- 歯肉
- 歯髄
- **クサビ状欠損部**
- 二次象牙質
- 象牙質
- エナメル質

30 歯のけがの治し方

歯をけがすることがあります。主に破折（はせつ）と脱臼（だっきゅう）という2つのけがです。

ボールが当たったり、壁にぶつかったり、転んだりして歯に大きな力が加わると、硬い歯でも折れたり、欠けたりします。これを破折といいます。ちいさな破折は欠けた部分に詰めものをして治療しますが、大きな破折は神経（歯髄）の処置をしてから詰めものをして治療します。

歯がぐらぐらしたり、歯肉の中にめり込んだり、反対に飛び出したりすることを脱臼といいます。脱臼の治療は歯を元に戻してから、うごかないように歯を固定します。歯が抜け落ちてしまったばあいでも、外傷の応急処置をしてから一刻もはやく歯科医の治療を受ければ、元通りになるばあいがあります。

歯のけがの大小にかかわらず、折れた歯や抜けた歯を持って、すぐに歯科医にみてもらいましょう。

1 歯のけがをしやすい年齢

乳歯のけがは1～3歳ごろに多くみられます。1歳過ぎるとつたい歩きや一人歩きができるようになり、転ぶことが多くなり、歯をぶつける機会も多くなります。永久歯の外傷は7～9歳ごろに集中します。

●歯のけがをしやすい年齢

乳歯／永久歯

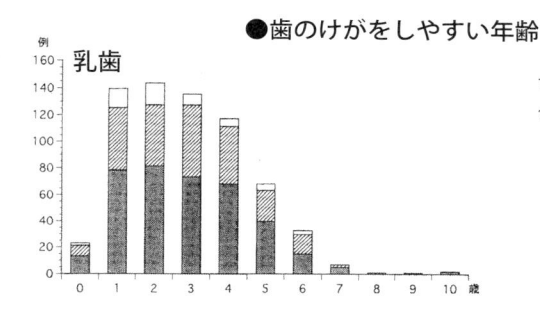

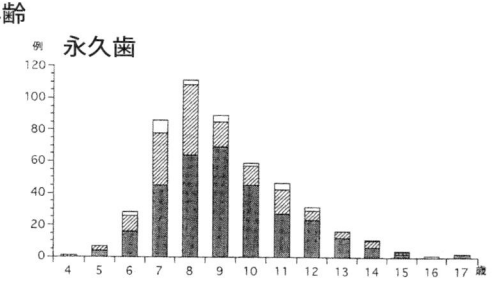

2 歯の破折

エナメル質、象牙質までの破折か、歯髄、歯根まで達した大きな破折かで治療法がちがいます。

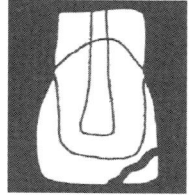

単純破折　エナメル質の破折／単純破折　象牙質の破折／複雑破折　歯髄までいった破折／歯冠―歯根破折／歯根破折

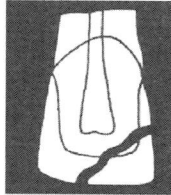

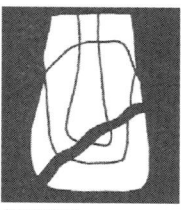

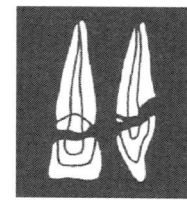

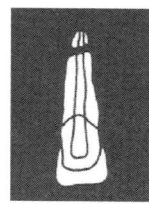

3 破折した歯の治療

折れた歯の破片があれば、接着して治すこともできます。破片がなければ欠けた部分をレジン（プラスチックの充填材）で修復します。大きく折れてしまい、折れた箇所が神経まで達していると、折れた面がピンク色だったり、出血がみられます。歯髄の処置をしてから、折れた箇所の治療をします。

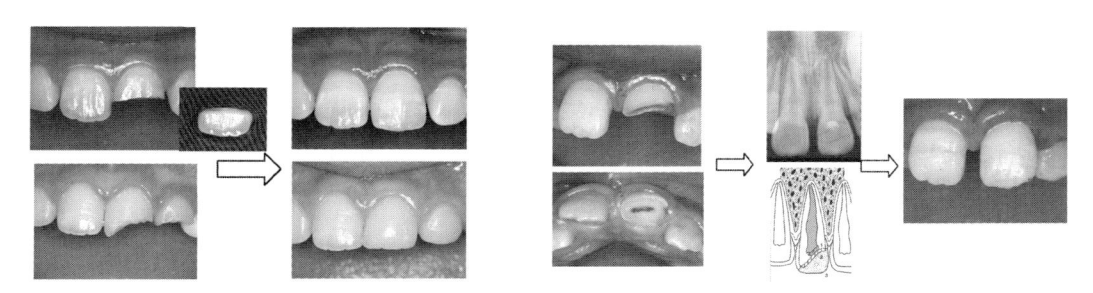

4 脱臼した歯の治療

脱臼した歯はぐらぐらしたり、骨の中にめり込んだり、反対に飛び出したりします。歯を元の位置に戻してから、ワイヤまたはプラスチックで歯をとなりの歯に固定します。歯を固定して根のまわりの組織が回復することを待ちます。

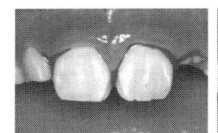

- ●動揺（どうよう） —— 歯がぐらぐらする
- ●転位（てんい） —— 歯が内側か外側に傾く 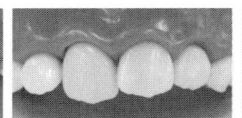
- ●挺出（ていしゅつ） —— 歯が飛び出す 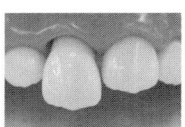
- ●埋入（まいにゅう） —— 歯が中にめり込む 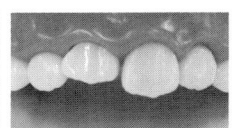
- ●脱落（だつらく） —— 歯が外に抜け落ちる 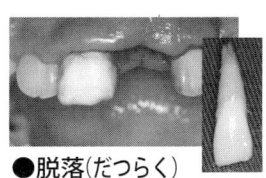

5 脱落した歯の治療

歯が抜け落ちてしまうことを脱落といいます。すぐに処置すれば元通りになります。牛乳は濃度が体液とほぼ同じなので乾かずに長持ちしますから、抜けた歯を牛乳の中に漬けてから歯科医に持っていきます。歯を元の位置に戻して固定します。治療してから1年くらいは、定期的に診察してもらいます。

右側中切歯が抜けてしまい、左側中切歯は埋入している

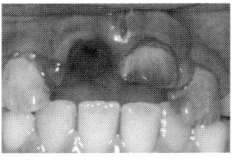

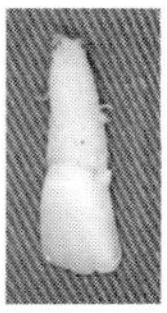

抜けた歯

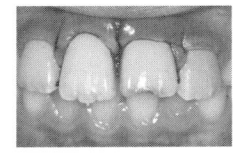

接着剤を用いて左右の歯に固定する

抜けた歯を再植して、埋入した歯を整復する

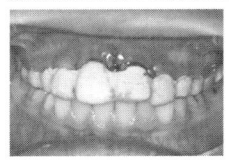

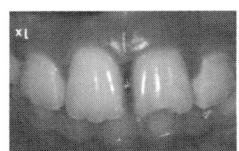

治ったところ

31 口の粘膜の病気

　口の中は粘膜でおおわれています。上あごや下あご、頬、舌、くちびるなどの粘膜の部分にもさまざまな病気が起こります。切り傷など、原因が単純で治りもはやく、後遺症が残らないものから、ガンや肉腫のように、治りにくく、ほかの場所に転移して命をおびやかす悪性のものまであります。

　口の粘膜の病気は、口の中にだけ症状があらわれるものや、全身疾患の症状の一部が口にあらわれることもあります。原因も外傷、微生物の感染、薬物の副作用、形成の異常、機能の低下によるもの、また遺伝的なものなどさまざまです。

　口の粘膜に起こる病気の背景には全身の病気があることが少なくありません。からだのほかの部分に病気があると、口の粘膜や舌にトラブルが起こることがあるとおぼえておいてください。口の中に違和感を感じたら放置しないで、歯科医の診断を受けましょう。

1　よくある良性のトラブル

　口の中の粘膜に、むし歯や充填物、義歯が当たりつづけると、粘膜が傷つきます。誤ってかんだり、かみグセによってかみ傷ができます。刺し傷が舌にできると、化膿して腫れます。乳児では下顎先天性歯による舌下面の外傷性潰瘍（リガ・フェーデ病）が起こることがあります。そのほかに、乳頭腫や線維腫という良性の腫瘍や、口唇には小唾液腺が詰まった半球状のふくらみ（粘液嚢胞・ねんえきのうほう）ができることもあります。物理的な慢性刺激による良性の潰瘍ですが、歯科医の診断と治療をお勧めします。

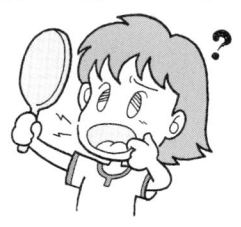

2　ちょっとこまった炎症性の病気

　大きなむし歯や歯周病、歯を抜いた後や親知らずに細菌感染があると、口のなかの粘膜、扁桃などに膿瘍が生じます。歯肉には炎症性の肥大、薬剤による歯肉の増殖、遺伝性が疑われる線維腫などもあります。

アフタ	紅くふちどられた円形の白い潰瘍で、痛みがあります。習慣性アフタは、頬、くちびる、舌、歯肉などによく見られ、小さなものが1～数個、1週間ほどあらわれては消え、数年にわたり再発をくり返します。
口内炎	カタル性、潰瘍性、壊死性潰瘍性、アフタ性、放射線性のものがあります。多くは原因不明ですが、慢性疾患（結核や梅毒）、細菌感染、抵抗力の低下（疲労、免疫不全）などが原因です。症状は、発赤、腫脹、潰瘍、腫瘤などさまざまですが、痛みを伴う口内炎で、全身倦怠や食欲減退を伴うこともあります。

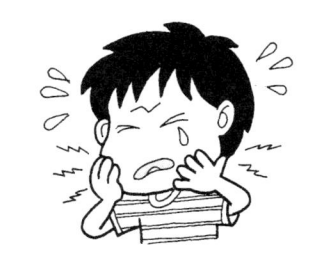

3 こまった病気

からだのほかの部分に病気があると、舌に特異な病変があらわれることがあります。

- ・溝状舌――――― 舌の表面にできる多数の溝
- ・地図状舌――――― 舌の地図様の赤色斑
- ・黒毛舌――――― 黒褐色～黒色の角化した舌
- ・ハンター舌炎―― 舌乳頭の萎縮
- ・扁平苔癬――――― レース状の白斑と発赤
- ・舌苔―――――― 微生物、食べカスなどが集まって苔の生えたような舌
- ・舌痛症――――― 見た目は変わらないが、舌尖と舌縁に痛みがある。
- ・＊これらの症状は原因不明のことが多く、先天性、性別や年齢によるもの、ビタミン欠乏など栄養障害、糖尿病・悪性貧血など全身疾患によるもの、免疫不全、薬剤の副作用、口腔の不潔などが原因になると考えられている。
- ・口腔乾燥症――――― だ液の分泌低下（シェーグレン症候群など）によって口腔粘膜が乾燥する。
- ・金属アレルギー―― 歯科用金属の溶出が原因で赤色味を呈する。刺激痛・味覚障害を伴う。

4 こわい病気

くちびる、頬の粘膜、歯肉、舌、口底、上顎洞などにガンが発症することがあります。悪性黒色腫は上あごの歯肉、硬口蓋に起こりやすく、進行がはやくリンパ節へも転移します。肉腫は、口では副鼻腔、上咽頭に起こりやすく、若者に多く、転移しやすく予後が悪いものです。ガンになる恐れが高いものに、白板症や赤板症があります。白板症は白い角化した粘膜で頬粘膜に多く、舌、歯肉、口底、口蓋にも発症します。赤板症は赤色粘膜でビロード状を示します。いずれも直接の原因は不明ですが、慢性の機械的刺激が誘因とされています。

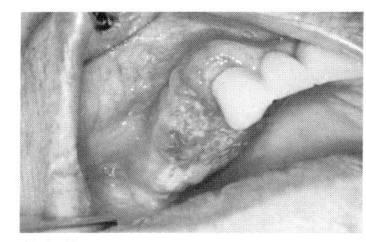

歯肉ガン
（大阪大学大学院古郷幹彦博士提供）

5 生まれつきの病気

新生児の歯肉にみられる白黄色の上皮真珠（歯胚の残りカス）、大きな上唇小帯（上唇小帯異常）や短い舌小帯（舌強直症）などは、軽い形成異常です。気になったら歯科医に相談してください。

口唇裂・口蓋裂――比較的頻度の高い先天異常です。ほ乳、そしゃく、発音が困難になります。形成手術・言語治療・矯正治療などが必要で、成長発育期を通じた長期間の治療管理が必要です。

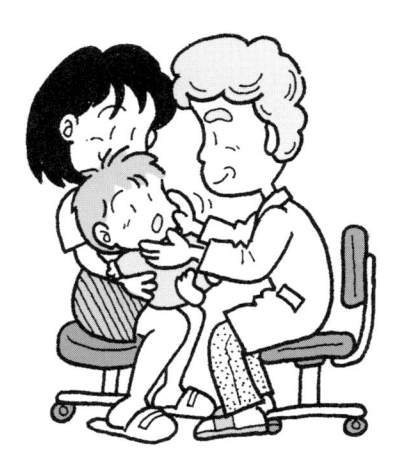

32 乳幼児のトラブルのある歯ならび

　歯とあごは、遺伝と生後の食生活を主とする育児環境の影響を受けて発達します。4歳から5歳ごろの正常な乳歯列には歯と歯の間にすきまがあります。すきまのない乳歯列（閉鎖型乳歯列）は、永久歯列にかわったときに、乱れた歯ならびになる可能性があります。また固形食移行がうまく進まないと、2歳前に虫歯ができます。

　乳児では指しゃぶりはふつうにみられますが、5歳ごろまでに指しゃぶりが治まらないと、あごの骨が変形し、歯の位置も変化して開咬や上顎前突症になります。おしゃぶりは赤ちゃんをなだめるには便利なものですが、やめられないと開咬になり、前歯で食物をかみ切れなくなります。必要がなければなるべく使わないようにしましょう。

　開咬や上顎前突症、下顎前突症、口唇口蓋裂による不正咬合は、治療管理システムがありますので専門医に相談してください。

1　正常な乳歯列

　健康な乳歯列は、歯肉は健康でうすいピンク色にひきしまり、むし歯・汚れがなく、きれいにならんでよくかみ合っています。4歳ごろには、歯列にはすきまができ、少しすり減っています。

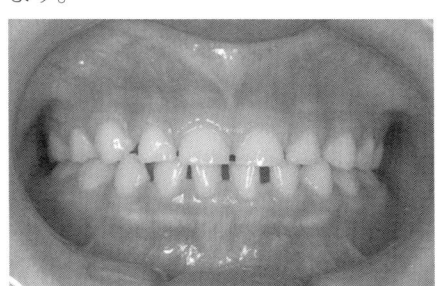

●乳歯の歯ならび
歯と歯の間にすきまがあるのが正常です

2　自浄作用の低下した乳歯列

　固形食への移行がうまく進まず、ジュースやお菓子にたよってしまうと口の中の自浄作用が低下します。乳歯のむし歯、歯肉炎が起きやすくなります。

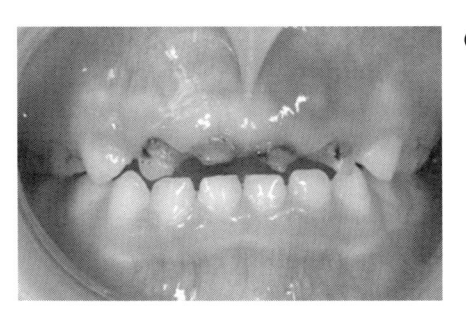

●むし歯の多発している乳歯列

3 あごの発育がたらず乳歯列が凸凹

歯ならびは凸凹です。あごの発育の低下がうたがわれます。汚れが残りやすく、歯肉炎が起こります。煮野菜など繊維質のあるものが苦手ならば、食べられるように育てましょう。

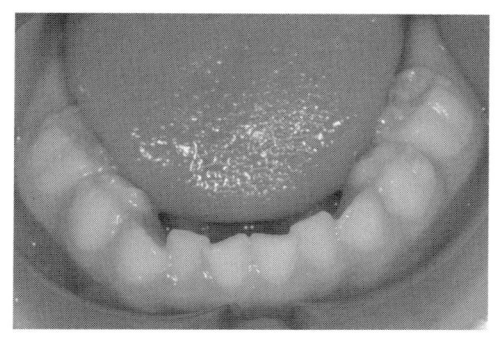

●歯ならびが凸凹

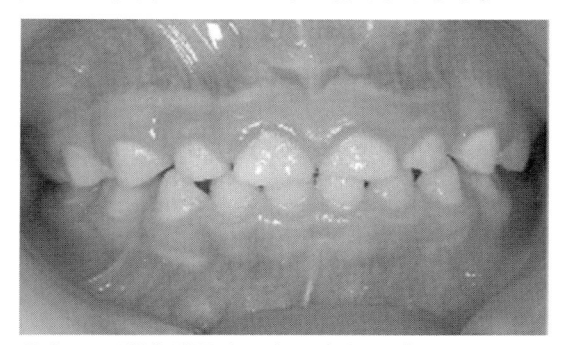

●あごの発達が悪く、歯にすき間がない

4 指しゃぶりによる開咬と上顎前突症

指しゃぶりのような弱い力でも4～5歳ごろまでに治まらないと、歯槽骨が変形し歯の位置がかわって、開咬や上顎前突症になります。

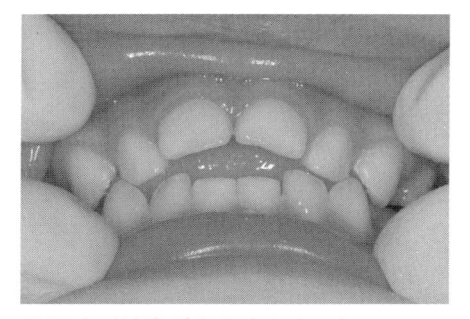

●開咬（前歯がかみ合わない）

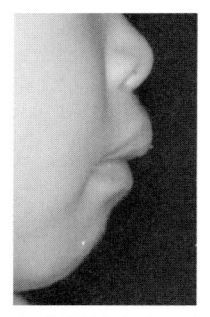

●上顎前突症で上下のくちびるが合わない

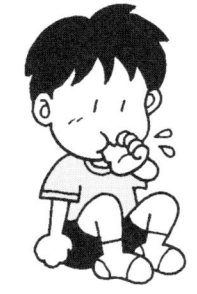

5 おしゃぶりによる開咬

ほ乳期を過ぎてもおしゃぶりをやめられないと、開咬になります。前歯部でかめなくなります。

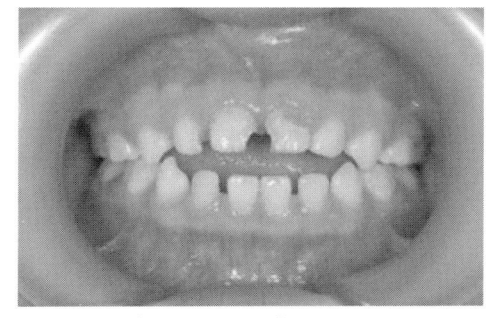

●おしゃぶりによる開咬

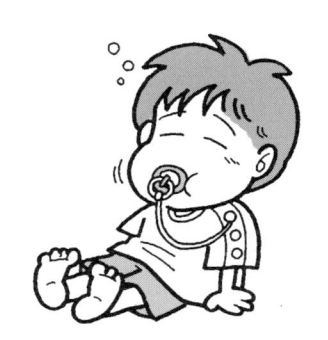

33 乳歯のときに治療したい歯ならび

　環境要因による不正咬合には、指しゃぶりやおしゃぶりの誤用などのクセによる上顎前突と開咬があります。かんで食べられるようになると、指しゃぶりのクセも自然に減っていきます。くちびるを閉じて前歯でかみ切って食べることを教えます。

　遺伝による不正咬合の中に、反対咬合がありますが、3歳から4歳ごろには自然に良くなることもあります。しかし良くならないばあいは、乳歯列の時期に矯正治療をします。

　乳歯列の時期の矯正治療は、あごの変形が定着してしまうまえにクセを止めたり、あごの形や位置を変えて、永久歯列で正常咬合を育成することを目的におこないます。

　「いつ・なにを・なぜ」治療するか、矯正治療への検査診断を受けて、納得がいけば治療を開始します。専門医に相談してください。

1 あごの正常な発達を促す環境づくり

　睡眠・食事・運動・排便などに問題があれば、生活リズムを整え、食事前に空腹になるようにします。

　食事は大きめの煮野菜や、りんごの丸かじりなど前歯でかみ切り、唇を閉じてかんで食べるように教えます。

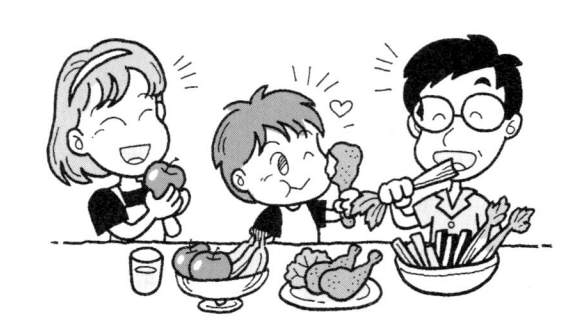

　かんで食べられるようになると、指しゃぶりのクセも自然に減っていきます。

2 指しゃぶりによる開咬・上顎前突症の治療

■**7歳女子の例**　生活リズムと食生活について学び、かんで食べることを毎日の生活の中で実行してもらいます。歯に装置を付けないで治りました。

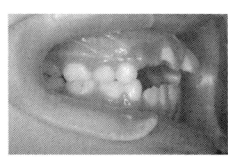

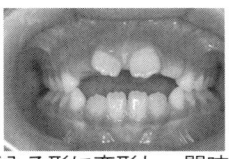

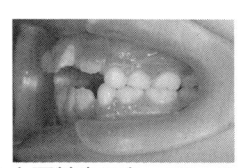

●治療前 ➡ 歯列は指が入る形に変形し、開咬と上顎前突になっている。

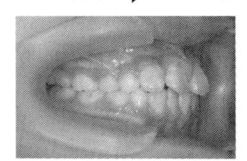

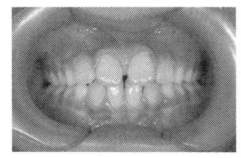

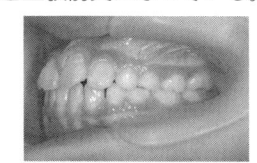

●治療後 ➡ 指しゃぶりのクセがなおり、かむ機能を回復している。

3 指しゃぶりによって顔がゆがむ

指しゃぶりが強いと、上あごがV字型に狭くなります。上下の歯のかみ合わせがずれ、しだいにずれた位置でかみ合わせるようになり、顔が左右対称ではなくなります。矯正装置を付けて治療して顔の対称性も治します。

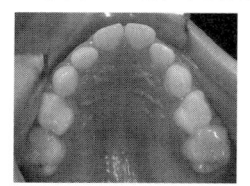

V字型に変形した上あご 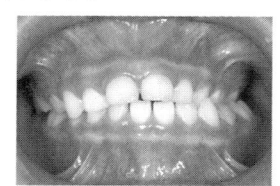　　下あごを左にずらしてかんでいる 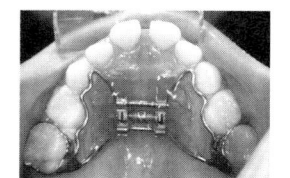　　矯正装置でV字型の上あごを拡大する

4 乳歯の下顎前突症の治療

■4歳5か月の例

1年くらい、フェイシャルマスクを夜、寝ている間使用します。あごの位置が改善して、永久歯への交換を待ちます。改善されたあごに、永久歯がうまく交換しています。乳歯列の治療は、なるべく正常な永久歯列を育てることを目的におこないます。人によっては、仕上げの治療が必要となることもあります。

●治療前 ➡ 乳歯列下顎前突症（上下のあごの前後関係が逆）

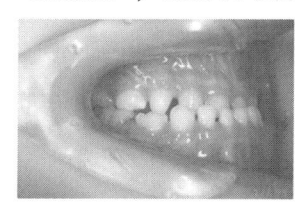

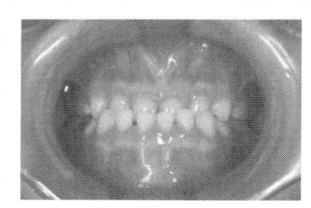

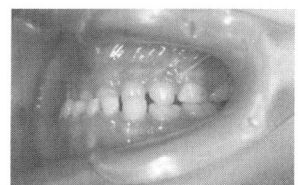

●治療後 ➡ 約1年フェイシャルマスクを用いて治療（あごの位置が改善され、永久歯への交換を待つ）

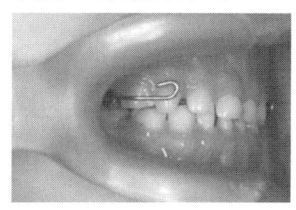

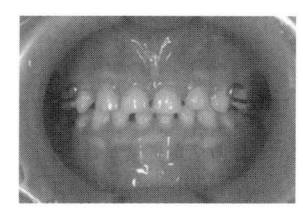

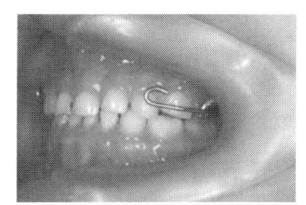

■7歳9カ月、改善されたあごに、永久歯がうまく交換した。乳歯列における治療は、なるべく正常な永久歯列を育てることを目的におこなう。

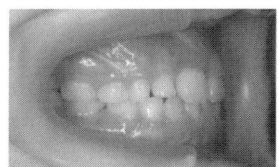

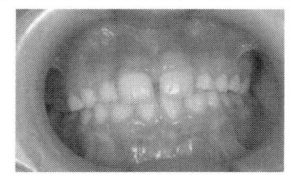

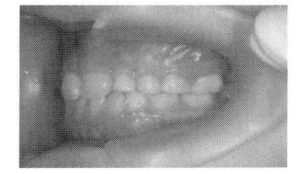

34 子どもたちのあごが弱っている

　下あごは、呼吸、発声、泣き笑い、食事などに際してさまざまな動きをしますが、あごの動きを支えているのがあごの関節です。あごの関節を顎関節（がくかんせつ）といいます。顎関節は耳の穴の前で、側頭骨（そくとうこつ）と、下顎骨（かがくこつ）を連結しています。

　あごの関節や周囲の筋に異常が起こると、口が開かなかったり、開けると雑音や痛みがしたり、周囲の筋が痛んだりします。これを顎関節症とよびます。

　顎関節症が起こると頭痛やめまい、肩こり、耳鳴り、手のしびれなどの症状があらわれることもあります。

　以前は成人の病気でしたが、最近では子どもでも発症することがめずらしくありません。子どものあごが弱くなっているからです。

　顎関節症が出るきっかけは、あくびをした、大声を出した、硬いものをかんだなどのささいなことです。

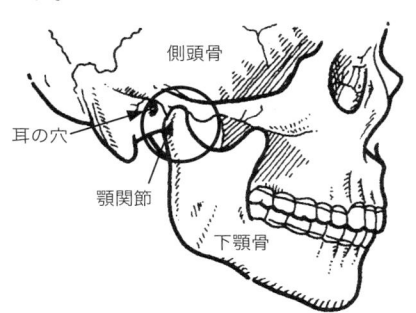

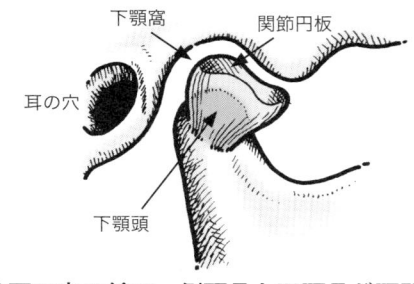

1 顎関節のしくみ

　あごの関節の内部をみると、中央が凹んだ下顎窩（かがくか）と、丸い下顎頭（かがくとう）が向き合い、その間に関節円板（かんせつえんばん）があって関節のなめらかな動きを支えています。

●耳の穴の前で、側頭骨と下顎骨が顎関節を作っている

2 顎関節症の３大症状

　関節の雑音、あごの関節や周囲の筋の痛み、開口の障害を、顎関節症の３大症状と呼びます。頭痛、めまい、肩こり、耳鳴り、手のしびれなどがあらわれることもあります。顎関節症の患者さんは10代後半から20代前半が最も多い。

　顎関節症の症状を持つ児童・生徒の頻度は、小学校中学年から中学生にかけて増えています。

●顎関節症の症状を持つ児童・生徒の頻度（茂木ら、1988）

3 顎関節症が起こるきっかけと誘因

関節円板の位置がずれたり、下顎頭が吸収したり、あごの筋が痛んだりして顎関節症が起きます。そのきっかけは、あくびをした、大きな声をだした、硬いものをかんだなど、ささいなことです。

その背景には、顎関節や周囲の筋がひ弱であったり、口を変に動かしていたり、姿勢が悪かったり、歯のかみ合わせが悪かったり、緊張しやすかったり、全身の健康状態が悪かったという誘因があります。

```
発　症：
　関節円板の転移／下顎頭の吸収
　筋障害
　　　　　↑
きっかけ：
　あくび／大声を出す／硬いものをかむ
　　　　　＋
背景ないし誘因
　顎関節と咀嚼筋 ──→ 脆弱で痛みやすい
　口腔習癖 ──────→ 関節と筋の疲労の蓄積
　不良姿勢 ──────→ 下顎頭の後退と筋疲労
　咬合因子 ──────→ 咬合時の不快感、咀嚼癖の誘因
　性格特性 ──────→ 精神的緊張の蓄積
　全身の緊張状態 ─→ 肉体的・精神的な適応力の低下
```

4 若年者の顎関節症

顎関節症は成人にみられるものです。
中学生や小学生では、あまりみられない病気でしたが、あごが弱くなったことが原因で最近では、低年齢層にも増えています。

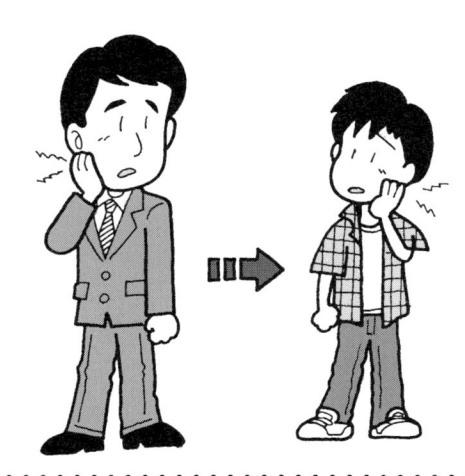

5 顎関節症への対応

●顎関節症を予防するには

- バランスのとれた食品をゆっくりよくかんで食べます。あごの関節と筋が丈夫になります。
- 背筋を伸ばして姿勢をただしくします。首やあごの筋が疲れにくくなります。
- ストレスや疲れをためないようにします。肩こりや顎関節症にかかりにくくなります。

●顎関節症の症状があらわれたら

- 顎関節症の多くは軽症で、自然に治りますが、再発したり悪化することもあります。
- あごをうごかすと音がするだけなら、音がしないように気をつけてうごかします。
- あごをうごかすと痛みがある、あごがうごきにくい人は、歯医者さんに相談してください。

35 矯正治療をおこなう時期は？

　矯正治療は、乳幼児から成人までおこなえますが、最も多いのは、小学生から高校生までの成長期におこなわれるものです。歯ならびとかみ合わせの異常を改善して、口の機能発達をうながすことが、成長期の矯正治療の目的です。

　成長変化を観察して、必要な治療をおこなうことによって、整った歯ならびになるように育てます。

　子どもの歯ならびの異常に気づいたら、歯科医に相談し、検査の必要があれば受けましょう。

　矯正治療には総合的な治療管理計画が必要とされます。検査の結果に基づいて、あごの発達やそしゃく機能の状態、不正咬合の原因や治療の必要性について十分な説明を受けましょう。その上で、どのように改善するか、いつから治療をはじめるかなどを相談しましょう。

1 総合的な治療管理計画が大切（管理と処置）

　子どもの歯ならびの異常に気づいたら、はやめにかかりつけの歯科医に相談します。検査の必要があれば受けましょう。

- あごの発育やそしゃく機能の発達の検診
- 不正咬合の原因や治療の必要性の判断
- どのように改善するか
- いつ治療を開始するか
  むし歯や歯肉炎の予防もふくめて長期的な治療管理計画をたててもらいます。

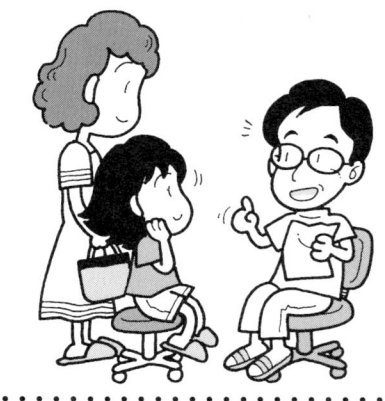

2 不正咬合は小学生の時期にあらわれやすい

　歯のかみ合せの異常は永久歯に生えかわる小学生の時期にあらわれます。

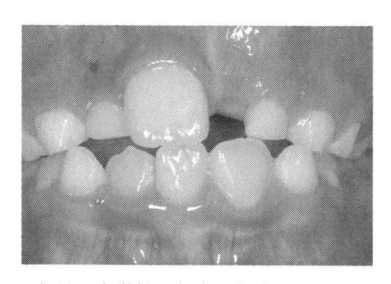

これは、小学校2年生の前歯ですが、上の前歯が1本生えてきません。

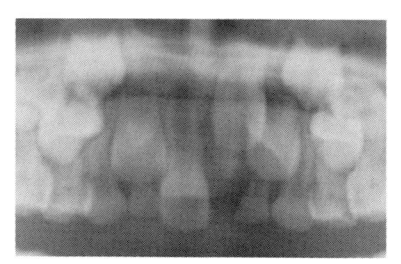

エックス線写真でみると過剰歯があり、前歯が生えるスペースが足りない。

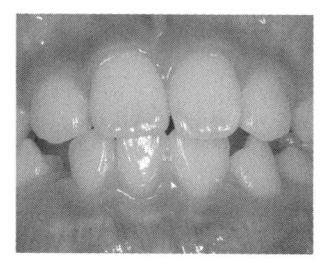

過剰歯を抜歯して、前歯を萌出させ、4本の前歯をならべます。

3 成長期の矯正治療

顎の成長を利用した矯正治療ができるので、効果的な結果が期待できます。

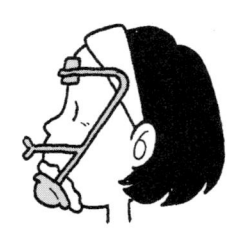

●フェイシャルマスクの使用

あごの形によって起こる骨格型の反対咬合（下顎前突症）は5、6歳くらいからフェイシャルマスクという装置によって上下のあごのバランスを整えます。

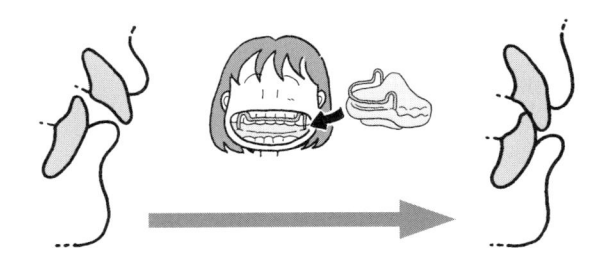

●ファンクショナルアプライアンスの使用

上顎前突では、この装置を夜間装着して、上顎前突を改善します。

4 習癖型の不正咬合の矯正

指しゃぶり、唇をかむ、舌を歯の間にはさむなどのクセがあると、歯ならびが乱れます。また、背中をまるくしている、頬杖をつく、いつも口を開けているなどのクセがあると、顔の発育に影響を受けます。指しゃぶりなどのクセは、小学校低学年までに治します。

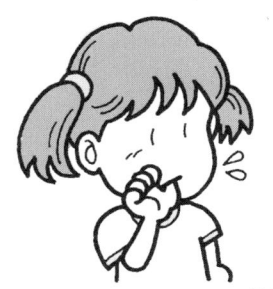

指しゃぶり

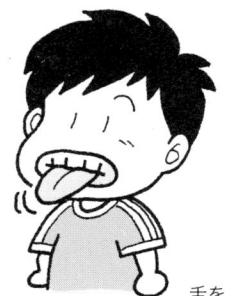

舌を歯の間にはさむ

5 機能型の不正咬合の矯正

●リンガルアーチで押して、よい位置へ移動させる

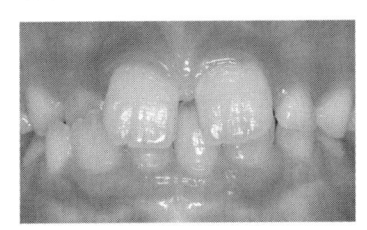

内側に生えた側切歯

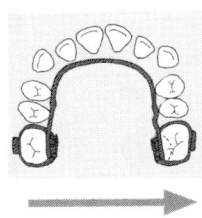

リンガルアーチ

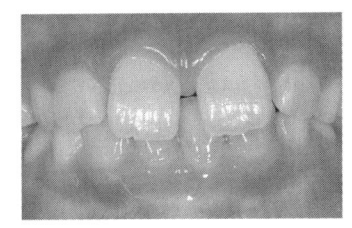

リンガルアーチで側切歯を良い位置へ移動するとあごの運動がしやすくなります。

36 矯正治療のあらまし

矯正治療の目標や方法は、歯ならびや不正咬合の状態、年齢などによって異なります。
- 小学校入学前の時期——呼吸、食事、発音など口の機能を中心に考えます。
- 小学校低学年の時期——あごの発育と反対咬合の改善を中心に考えます。
- 小学校高学年の時期——あごの発育と歯ならびの改善を中心に考えます。
- 中学生(成長期の永久歯列)——あごの発育とかみ合わせの改善を中心に考えます。
- 高校生以降(成長期を過ぎた永久歯列)——あごの骨の形とかみ合わせの改善を中心に考えます。

それぞれの発達時期に適した専門歯科医による治療が大事ですが、日常の家庭でのサポートも欠かせません。指しゃぶりなどのクセの矯正、食生活の充実、生活リズムの確立、歯みがきの習慣づけ、寝るときの矯正装置の装着など、家族全員の協力があってはじめて十分な治療の効果が期待できます。

1 小学校に入学する前の治療

治療目標	治療方針	治療法
●かみ合わせの異常によって下あごに起こるトラブルを解消する ●そしゃくやのみ込みの機能の発達を促進する	●かむ時に、ある歯とある歯が先にぶつかることによって、下あごが左右にずれるばあいには、その歯の先端を削ってぶつからないようにするか、その歯の位置を移動し下あごの位置がずれないようにする(咬合干渉の改善) ●食事の時間を決め、食前の間食は控える ●食事中は水やジュースなどの飲み物を控える ●よい姿勢でゆっくりしっかりかんで食べる指導をする	●床矯正装置や舌側弧線装置を装着する ●食事指導をおこなう

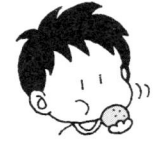

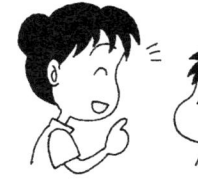

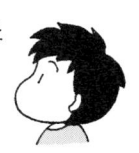

2 小学校の時期の治療

治療目標	治療方針	治療法
●永久歯に咬合干渉があれば、その歯の位置をただして干渉を解消する ●あごの発育が遅れていれば発育を促し、過剰があれば発育を抑制する ●あごの骨に対して歯が大きいと抜歯を検討する ●あごの発達や歯の配列に影響するクセを止めるように指導する	●咬合干渉を起こしている永久歯を移動する ●あごの骨の拡大や前方牽引によって発育を促進し、上顎骨の後方牽引によって発育を抑制する ●歯とあごの骨の不調和を解消する ●歯が大きいときは歯の数を減らすことを検討する ●あごの発達や歯の配列に影響するクセを止めさせる	●床矯正装置や舌側弧線装置の使用 ●拡大床装置、上顎前方牽引装置、ファンクショナルアプライアンス、チンキャップの使用 ●歯列の拡大あるいは小臼歯の抜歯 ●歯列がせまいときは、横方向へひろげる ●あごの発達や歯の配列に影響するクセを止めさせ、筋機能訓練をする。

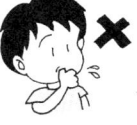

3 拡大床装置とファンクショナルアプライアンス

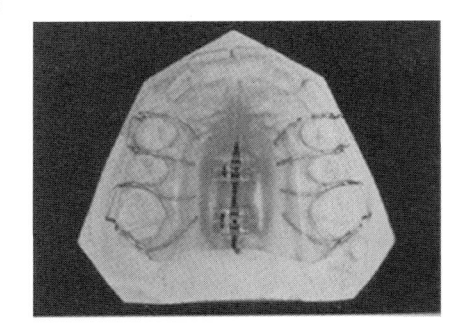

拡大床装置（上あごの歯列を側方に拡大する装置）
真ん中のねじを回すと装置が広がり、上顎骨が側方に広がります。

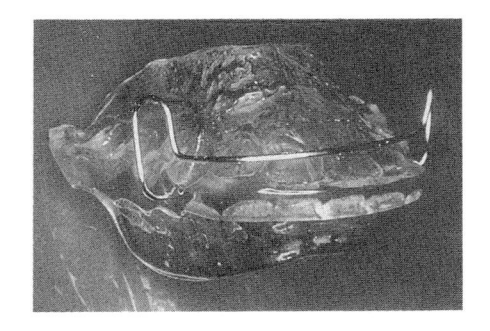

ファンクショナルアプライアンス（下あごの発育を促進する装置）
夜、寝ている間使用します。

4 リンガルアーチとチンキャップ

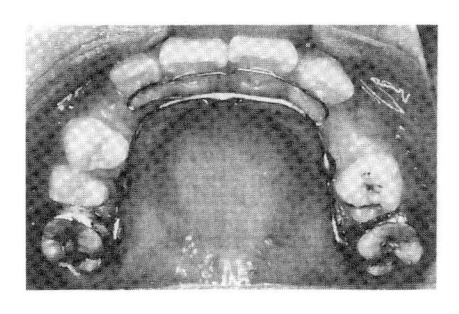

リンガルアーチ
内側に生えた歯を前方に押して良い位置に移動し、歯ならびをそろえます。

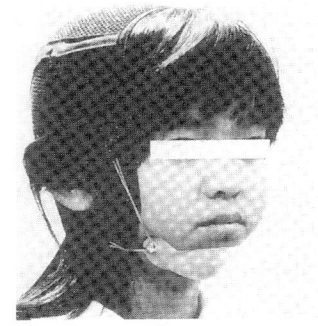

チンキャップ
下あごの発育を抑制します。

5 乳歯のときに治療をはじめた反対咬合

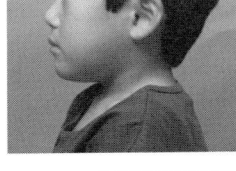

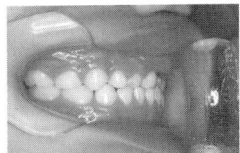

前歯の反対咬合
下の歯が上の歯より前に出ているかみ合わせを治療します。

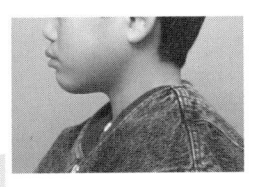

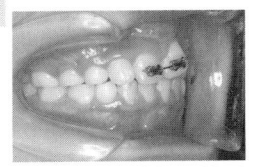

上の前歯の捻転の治療
ブラケットを用いて前歯の捻転を治します。

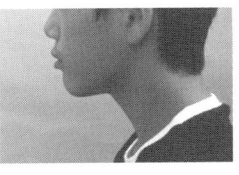

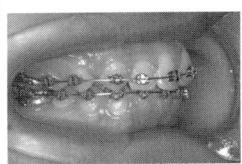

歯列弓の形と上下のかみ合わせの修正
ブラケットとアーチワイアを用いてならべます。

6 永久歯の治療

治療目標	治療方針	治療法
●正常咬合、またはそれに近い歯ならびとかみ合わせに整える ●治療した歯ならび、かみ合わせが後戻りせず、安定していること	●上下の歯ならびを整え、前後・左右のずれがない滑らかなアーチ型にして、相互に緊密にかみ合わせる ●口と顔の筋のはたらきを正常にして、治療後のかみ合わせを安定させる	●マルチブラケットの装着で上下の歯ならびをこまかく調整する ●歯とあごの大きさがつり合っていなかったり、上あごと下あごがずれていれば、上下の第1小臼歯を抜歯したり、あごの外科手術を組み合わせる ●口と顔の筋肉のはたらきを正常にするために、筋機能療法を組み合わせることがある ●治療後は、歯ならびとかみ合わせを安定させるために保定装置を使用する

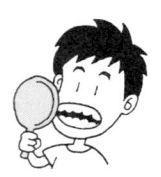

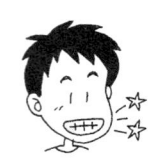

7 永久歯の治療のゴール

●**正常なあごと歯ならび**

上下のあごの骨の大きさ・形のバランスがよく、滑らかな咬合曲線に沿って歯が配置されています

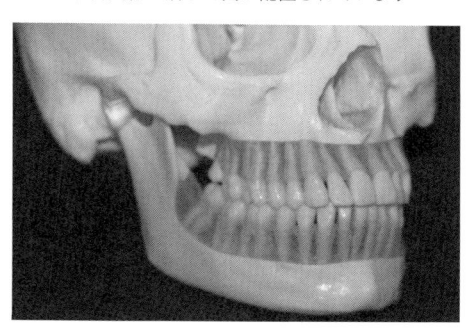

●**理想的な咬合曲線**

上下の歯が滑らかな懸垂曲線の上に並ぶのが理想的な状態です。

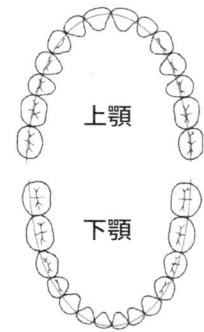

上顎

下顎

8 上下顎前突のマルチブラケット治療

●治療前

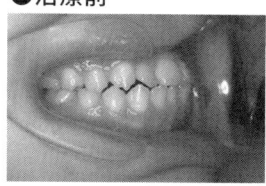

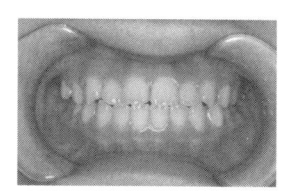

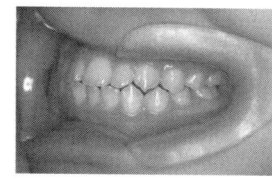

●治療開始：上下4本の第1小臼歯を抜歯して治療を始めました

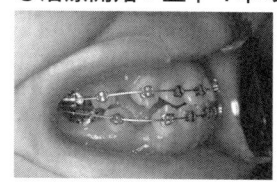

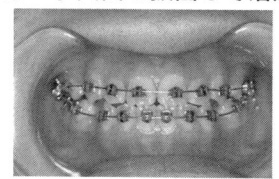

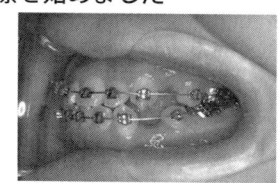

●治療1年5カ月後

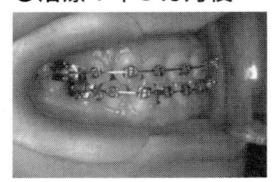

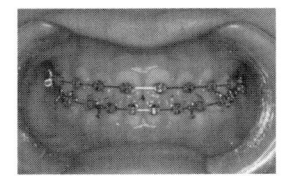

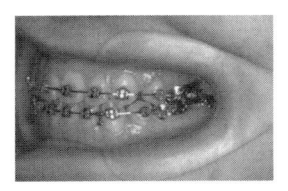

●治療1年6カ月後:装置をはずして治療終了

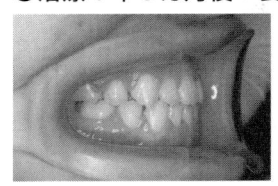

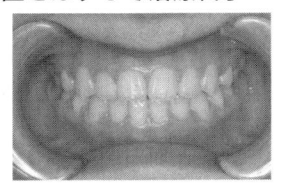

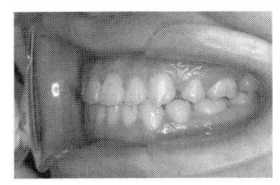

9 上顎前突のマルチブラケット治療

●治療前

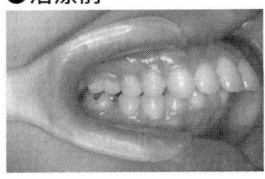

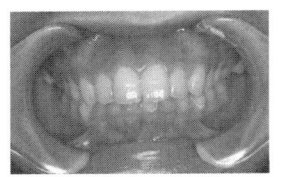

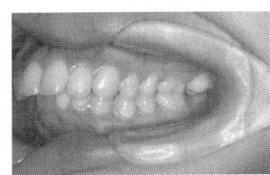

●治療開始6カ月後

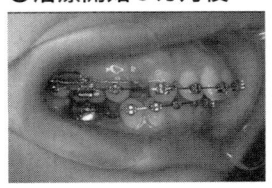

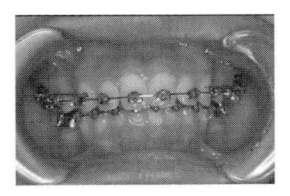

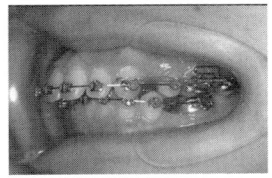

●治療開始3年1カ月後:こまかな調整もおこないます

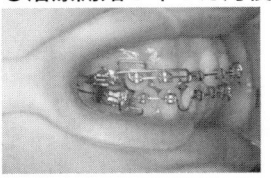

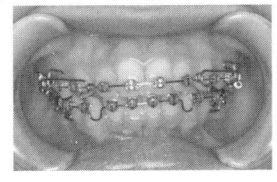

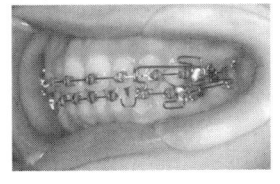

●治療終了3年2カ月後:装置をはずして治療終了

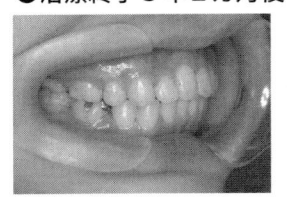

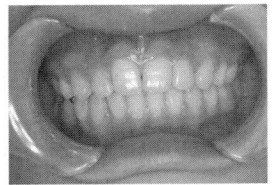

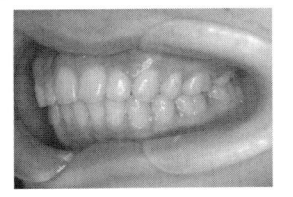

37 歯ならび治療のめやす●イギリスのガイドライン

　きれいな歯ならびと明るいほほえみは、プラスのイメージを与えます。

　一方、歯ならびの乱れや前歯の突出などがあると、歯のかみ合わせやあごのうごき、発音にも影響します。歯や口の粘膜を傷つけたり、歯周病やむし歯にもかかりやすくなります。

　さらに、前に突き出た歯は外傷を受けやすく、歯が欠けたり、抜けたりしやすいのです。

　食事、呼吸、発音がきちんとできるためには、上下の歯列がきれいにならんで、ずれずにかみ合うことがのぞましいのです。矯正治療をする必要があるかどうかの判断は、かみ合わせの異常の程度と、口のはたらきや健康を守ることの両面からおこないます。

　「明眸皓歯（めいぼうこうし）」というふるくからの言葉がありますが、昔から人は明るいひとみときれいに並んだ白い歯に価値を見出しています。イギリスでは、美的な面からの歯ならびの評価や歯列の健康評価がめやすとして利用されてます。

1 歯ならびの美的評価

1はもっとも魅力的な歯ならび、10はもっとも魅力のない歯ならびとされています。

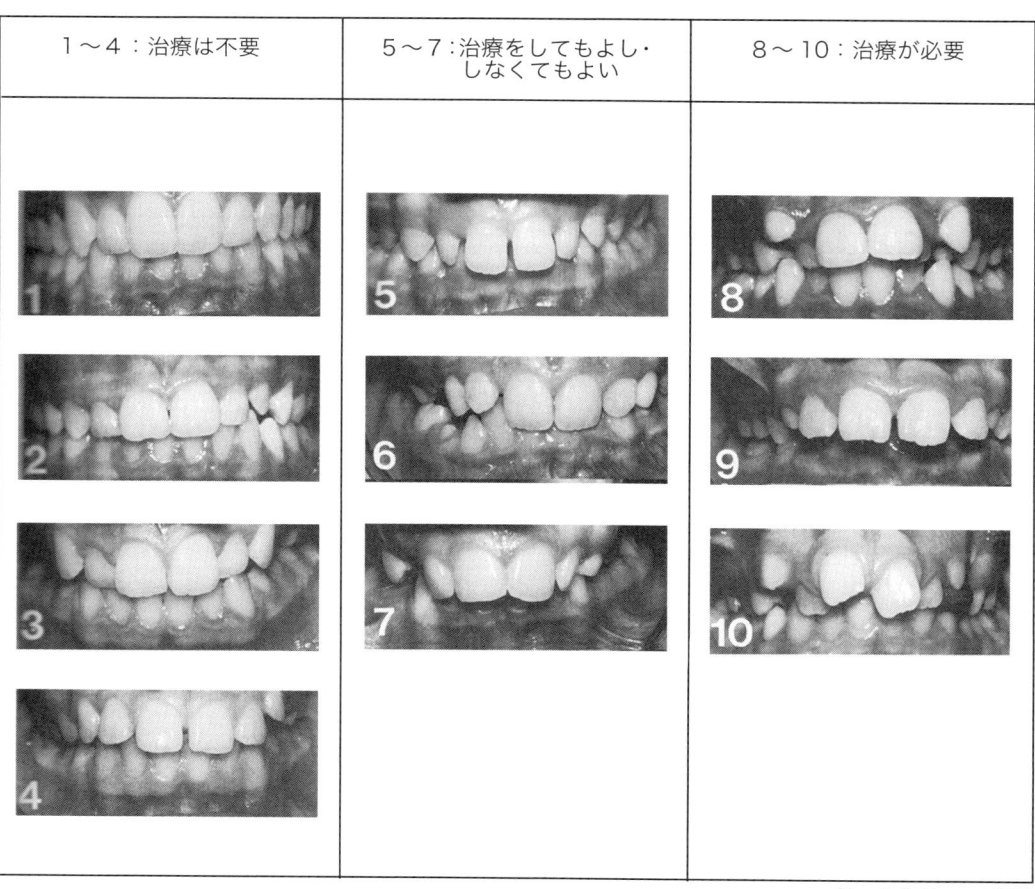

1～4：治療は不要	5～7：治療をしてもよし・しなくてもよい	8～10：治療が必要

(Brook & Shaw, 1989)

2 歯ならびの健康評価

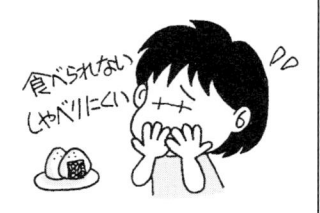

5級：極度——治療が必要	歯が9ミリ以上突き出ている。 3.5ミリを超える反対咬合。 そしゃくや発音に障害がある。 歯の萌出が妨げられている。 口蓋裂で歯が欠損しているなどのケース。
4級：重度——治療が必要	歯が6～9ミリ突き出ている。 そしゃくや発音に障害がなくても3.5ミリを超える反対咬合。 1～3.5ミリの反対咬合で、そしゃくや発音に障害がある。 奥歯でかめない交叉咬合がある。 歯の重なりが4ミリ以上ある。 前歯が上下かみ合っていない。 前歯が歯肉を傷つけているなどのケース。
3級：中程度——治療が必要・不要の境目	歯が3.5～6ミリ突き出して口が閉じにくい。 1～3.5ミリの反対咬合。 歯の重なりが2～4ミリある。 前歯のかみ合わせが深いなどのケース。
2級：軽度——治療はほとんど不要	口は閉じられるが歯が3.5～6ミリ突き出ている。 1ミリ以下の反対咬合。 歯の重なりが1～2ミリ程度などのケース。
1級：治療は不要	歯の重なりが1ミリ以下の局所的な咬合異常。

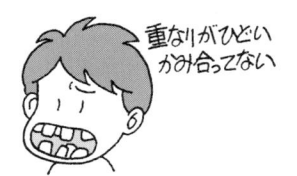

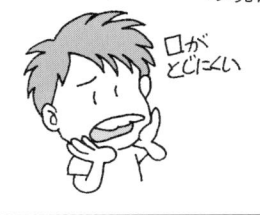

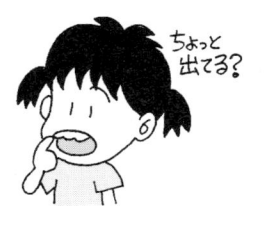

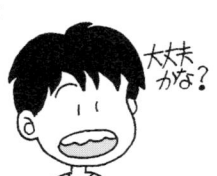

38 全身の健康は口から

　口の健康はからだ全体の健康に深く関わっています。口の中は細菌にとって大変すみやすいところで、いつも何百種類、数千億個の細菌がいます。

　たとえば、高齢者の肺炎の多くは、これらの細菌があやまって肺に入り込むことで起こります。歯周病のある人は、血液の中に歯周病菌が入り込み、心内膜炎という病気を起こすことがあります。また、歯周病の人は糖尿病やリウマチが悪化することもわかってきました。

　このように口の中を病原菌の巣にしておくことは、からだ全体を細菌感染の危険にさらすことになります。口の中を清潔にすることで、病気になる危険を大きく減らすことができます。口の中の細菌の数を減らす方法は、かみごたえのある繊維が豊富な食品を食べること、歯に食べカスを残さない、しっかりかんで食べることによってだ液を十分出し、自浄作用・殺菌作用を発揮することです。

1 口は細菌が繁殖しやすい

　口の中にすむ細菌にとって、口の中は温度（37度前後）・湿度がちょうどよく、栄養（食べカス）も豊富です。歯と歯のすきま、歯周ポケットなど繁殖場所も豊富で、空気が好きな細菌も、嫌いな細菌もすめます。通常300種以上の細菌が数千億個以上生息しています。

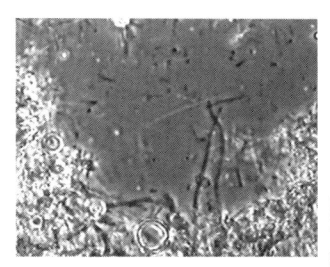

口の中の細菌（顕微鏡写真）
プラーク（歯垢）は食べもののカスでなく、細菌の塊です。顕微鏡で観ると、動き回る細菌が確認できます。

2 肺炎と口腔ケア

　日本では高齢者の3人に1人は肺炎で亡くなっています。口の中の細菌が、気管から肺へと流れ込み肺炎を起こしますが、専門家による口腔清掃を中心とした口腔ケアを高齢者におこなうことによって、発熱、肺炎などを減少できることがわかっています。

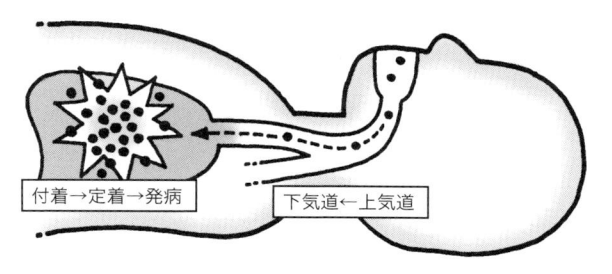

付着→定着→発病　　下気道←上気道

誤嚥によってだ液が肺に入ると口の中の細菌が繁殖します。

3 口の中の細菌が引き起こす病気

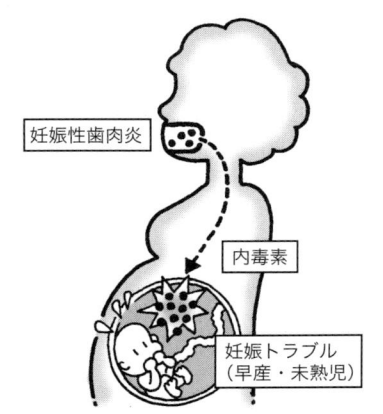

妊娠性歯肉炎 / 内毒素 / 妊娠トラブル（早産・未熟児）

歯周病原菌が持つ毒素は胎児の発育に悪影響を与えます。

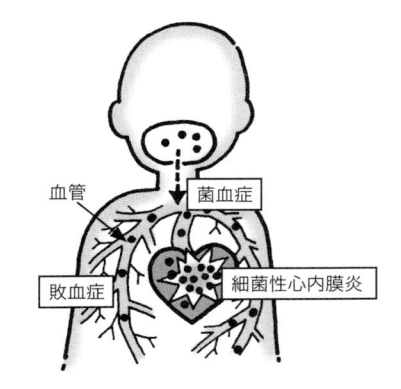

血管 / 菌血症 / 敗血症 / 細菌性心内膜炎

口の中の細菌は血管に入ると、体力が弱っている人は、敗血症や心内膜炎を起こします。この他に循環障害、心疾患、動脈硬化、糖尿病の悪化、リウマチの悪化を起こします。

4 口は健康のバロメーター

病気で長期間入院すると歯ががたがたになります。口腔ケアがおろそかになり、薬や運動不足でだ液の分泌量が減ったり、代謝が低くなるため歯を支えている骨が痩せるためです。

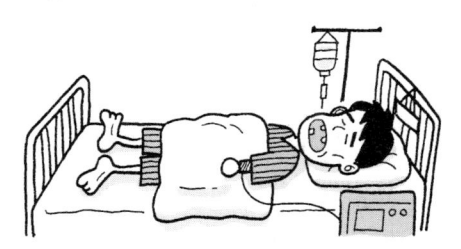

歯肉炎は身体状態を反映するバロメーターです。毎日鏡で自分の口をのぞく習慣をつけてください。歯肉炎が見つかったら、食生活、睡眠、運動、休息のバランスを見直しましょう。

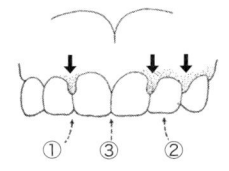

①歯と歯の間が少し腫れている
②歯のまわりが腫れている
③健全

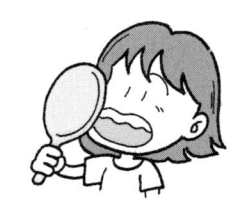

5 口腔ケアを生活の習慣に

口の中の細菌がむし歯や歯肉炎、歯周病の原因になるばかりか、全身のさまざまな病気を引き起こします。口の中の細菌をゼロにする必要はありませんが、正しい歯みがきによってプラークをコントロールします。歯のケアは毎日の習慣にしなければなりません。

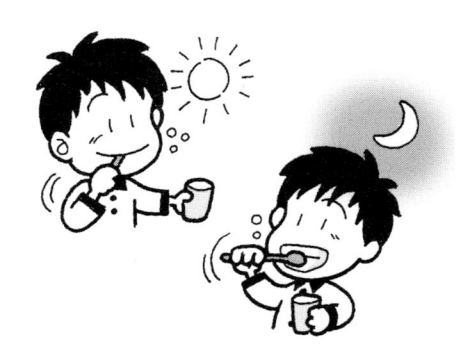

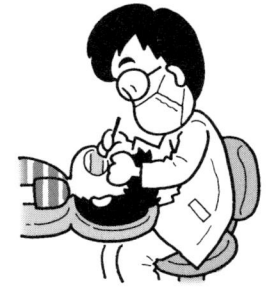

年に一度は歯科健診で専門家のケアを受ける

39 ヘルスプロモーションの目標

　からだの具合が悪くなるとお医者さんに行きますが、悪くなる前に病気が予防できれば、個人的にも社会的にも有益です。病気で苦しまなくてすみますし、社会的にも医療費が削減でき、必要な他の福祉に回すことができます。

　いま、現代社会を悩ましている病気は生活習慣病（糖尿病や心臓病など）といい、日々の好ましくない生活習慣が積み重なって起きます。生活習慣病は、病院へ行って一時的に治療することで治るものではありません。また、病原菌が原因である感染症のように社会的な対策でなくなるものでもありません。

　生活習慣病に対応するために、病気にならないという消極的な姿勢ではなく、より健康を高めていこうという考えが出てきました。これをヘルスプロモーション（健康増進）とよんでいます。日々の生活の中で積極的に健康度を高めることによって、病気にかかるリスクを低くし、充実した人生を送ることを目標にしています。

1　ヘルスプロモーションとは

　ヘルスプロモーションとは、健康を増進させることです。病気になってから病院へ行くのではなく、日々の生活習慣に気をつけることによって、健康な人生を送ろうという考え方です。
　好ましくない生活習慣から起こってくる慢性疾患の多くは完全に治りません。病気にならない積極的な健康づくりが必要です。高齢化社会では生活の質の向上（クオリティー・オブ・ライフ＝QOL）が求められています。

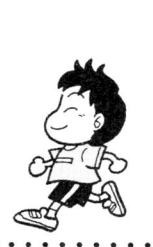

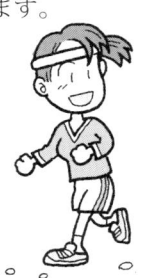

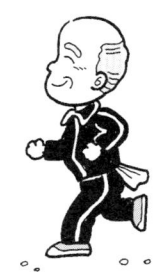

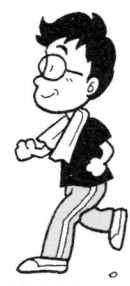

2　ヘルスプロモーションを進めるために

　いままでは、個人的な技術の開発（健康教育）を中心に支援がおこなわれてきましたが、一人でがんばるには限界があります。いっしょにがんばってくれる仲間や家族、よい環境が必要です。

■WHOオタワチャー 1986 より
・健康に関する公共政策づくり
・健康を促進する環境づくり
・健康を促進する地域活動の強化
・健康を促進する個人的な技術の開発
・保健サービスの方向転換

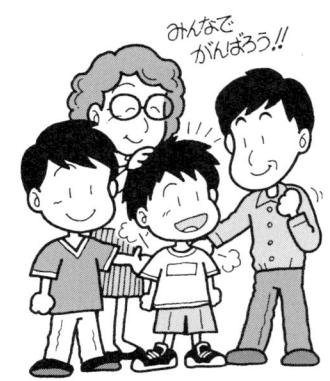

3 歯科疾患は生活習慣病

むし歯、歯周病といった歯科疾患は生活習慣病です。歯の病気は文明とともに増加してきました。口の健康を考えるとき乳幼児期の食生活は大きなカギを握ります。

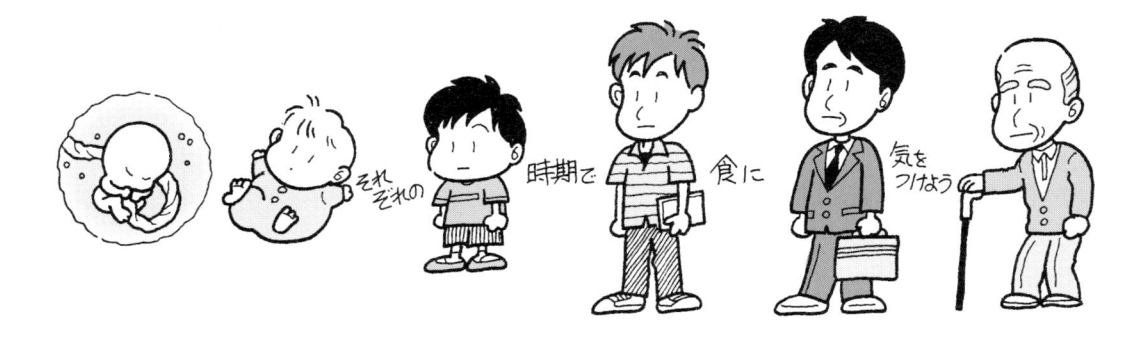

4 健康に貢献する環境づくり

Make healthier choice easier choice というフレーズがあります。がんばらなければならないのではなく、いちばん容易な選択が、健康につながる選択であるように環境を整えることを意味します。

たとえば、新鮮でおいしい野菜がどこでも安価に手に入る環境を整えることなどです。

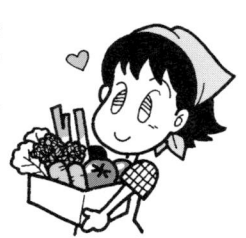

そしゃく型乳首も「使う」だけでそしゃく器官の発達を促せるようにという考えのもと開発されました。

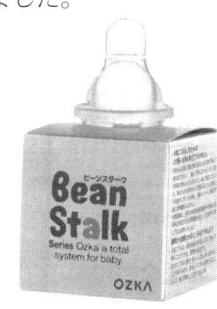

ビーンスタークニップル
（ビーンスタークスノー）

5 健康政策と社会全体の協力

健康に貢献するような環境づくりは実は大変なことです。
「ジュースを控えよう」ということひとつをとってもジュースを作っている会社、ジュースを運んでいる会社、ジュースを売っている会社、そこで働く人々……多くの人々の利害に影響します。

社会全体で、健康に貢献するような環境づくりのために何をしていけばよいのか、私たちひとりひとりがよく考え、協力し合って社会のしくみを整えていく必要があります。

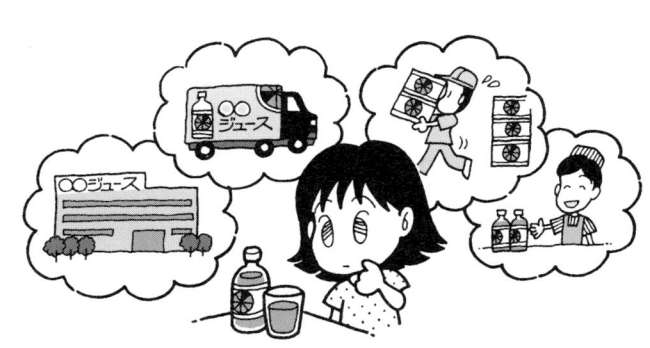

子どもたちの口の健康を守るために

◆ 子どもたちの口が大変だ！

「子どもたちの口が大変だ！」故井上直彦先生（元東京大学）をリーダーとする私たちの研究チームがそのことに気づいたのはもう25年以上も昔のことです。高度成長期を迎え、気づいてみれば子どもたちの体力は落ち、そしてその口は、むし歯の洪水といわれる時代でした。むし歯が一段落したところで、目立ってきたのは、叢生といわれるでこぼこの歯ならびでした。

この歯ならびは「歯と顎骨の不調和」によって、つまり、歯の大きさとあごの大きさがつりあわずにあごの中に歯が並ぶスペースがないために生じます。6人掛けるスペースしかないのに8人が無理やり座ろうとしているようなものです。そのような状態ですから、席をとられてしまった歯は前や後ろの空いているスペースに出て、でこぼこ歯並びになります。そのような人の割合は1980年代の青年で60％程度ありました。この本の中にも書きましたが、「歯と顎骨の不調和」な人の割合は縄文時代（0％）から現代まで時代を追うごとにふえています。日本だけでなく、私たちは、アフリカ、ヨーロッパ、アメリカ大陸、中国など世界中の多くの人々の骨を見てきましたが、「歯と顎骨の不調和」は豊かな時代には増え、貧しい時代には減っています。

歯並びばかりではなく、中年以降の病気と考えられていた歯肉の炎症、あごの関節の雑音や痛みなどの問題も子どものうちからあることがわかりました。唾液の分泌量も十分でない子どもたちもいて、そのことはまた、むし歯や歯肉炎を悪化させていました。簡単にいうと、かむための器官である口がその機能を十分に果たさなくなり、口の病気や問題が多発している状態でした。どうして、こんなことになってしまったのでしょうか？

● 食生活とそしゃく器官の発達

私たちはその原因をさぐるため、青森から沖縄まで日本中の人の食生活や習慣を調べました。その結果、ほ乳ビンによる楽な哺乳、それに続き軟らかく栄養素豊かな食品だけを選択してきたことに原因があるという仮説をたてました。これをはっきりさせるため、当時、鹿児島大学の伊藤学而先生の研究チームは、マウスによる食物と口の発達の実験をおこないました。母マウスから直接母乳を飲んで育った子マウスと、搾乳しておいた母乳をスポイトで飲ませたマウスが比べられました。さらにその後の離乳期を固形食、練状食、液体食で過ごしたマウスを比べました。成長した後の食事を固形食、錬状食、液体食を与えたマウスで比較するなどさまざまな実験がおこなわれました。その結果、哺乳期からよくあごを動かして使うことが、発育を促すことだとわかったのです。また離乳期を過ぎてしまうと発育の遅れを取り返すのが難しいこともわかりました。

これらの実験で子どもたちの口の問題は食生活に原因があるとわかってきたので、私たちは食生活を改善することで、子どもたちの口を健康に育てる活動をはじめました。200人以上の子どもたちを15歳になるまで追跡調査した結果、そしゃく器官の初期発達は、次の3つの時期に分けて考えることができ、それぞれに気をつけなければならないことがわかってきました。

第一段階：哺乳期：出生から乳歯の萌出開始（6〜8カ月ぐらい）までの時期
第二段階：固形食移行期：乳歯の萌出開始から萌出完了（2歳半〜3歳ぐらい）まで
第三段階：食習慣の形成期：乳歯萌出完了から永久歯萌出（3歳〜6歳ぐらい）まで

● **すべてのはじまりは母乳保育**

哺乳はそしゃく器官の発育にあまり関係ないように思われるかもしれませんが、なんでも最初が肝心です。生後6カ月の間に赤ちゃんの首がすわりお座りができるようになるように、そしゃくのための筋肉も発達していきます。赤ちゃんは母乳を摂るときは、あごとその筋肉を動かし、舌、頬、くちびる、口の周りの筋肉を使っています。私たちが食べるときの動きに比べればまだ弱いものですが、この動きを通して、食べることに必要な筋肉が発達し、基礎的な力がついていきます。哺乳ビン用乳首の多くはミルクが出やすいように工夫されているので、哺乳ビンを長く使っているとあごを使わなくてよい効率のよい飲み方を学んでしまいます。そこで、私たちは口やあごをよく動かしながらのめるようにそしゃく型乳首（現在ビーンスタークスノーから販売）を開発しました。子どもの口の健康を考えると、その礎は母乳保育にあると言わざるをえません。

◆ **固形食移行期：手づかみ食べをしよう**

乳汁からいろいろなものが食べられるようになっていく時期を固形食移行期と呼んでいます。離乳期と時期が重なりますが、乳から離れるという消極的な意味ではなく、食べられるものの範囲を広げていくという積極的な意味をこめ固形食移行期と呼びたいと思います。

生後5、6カ月になると、赤ちゃんは大人の食べているものをじーっと見るようになり、よだれを流し、家族が食べているものへ手を伸ばすようになります。このような赤ちゃんが出すサインを見落とさず、食べられるものの範囲を広げていくことが大切です。ひとりひとりの発育のペースは違いますので、サインが出るまではあせらず待ってください。

WHOによると生後6カ月までは母乳以外あげる必要がありませんし、この後も乳汁中心でかまいません。この時期は栄養源としての食事にこだわらず、口の使い方の練習と思い、いろいろなものを持たせてあげてください。このころの赤ちゃんは実に楽しそうにいろんなものを口に入れ、あぐあぐとかみます。赤ちゃんが喜んでいろんなものを口に入れる姿には本能的な強い欲求を感じます。

食べられない子どもを見て、「もう少し大きくなれば食べられるようになるから」とお母さんたちは思います。しかし、私たちの調査では2歳半を過ぎると食べられる食品数は増えなくなります。子どもたちにとって特に食べにくいのは葉野菜などの繊維が多い食品でした。繊維質の多い食品は上手にかんで処理しないとのみ込むことができないからです。すき焼きに入っているような長ネギは、6歳になっても食べられる子どもは60％に達しませんでした。「うちの子、それは嫌いだから」とお母さんはおっしゃるかもしれません。食べにくいので嫌がると見破っているお母さんはどのぐらいいるのでしょうか。気づかないうちにうまく食べられない食品は嫌いな食品となり、食物が溢れる現代では

生涯を通じてほとんど口にしない食品となっていくのです。

◆食習慣の形成期：みんなでいっしょに食卓を囲もう

　乳歯が生えそろった3歳ごろから6歳ぐらいまでの時期は、これからの口の健康を支えるよい食習慣を形成する時期です。規則正しい食習慣と、葉野菜など繊維質を多く含んだ食事をとるよう心がけましょう。

　家族や友人と一緒に食事するということは、喜びを分かち合い絆を強めるという文化的な意味もあります。また模倣によって行動パターンを身につけていく子どもにとって、家族が食べる場面を目にすることは、食べ方を覚えていくことにもつながります。子どもはひとりで食事をさせられるべきでなく、家族の一員として、食卓を囲ませてもらうべきです。お父さんやお母さんが楽しそうにおいしそうに食べているのを見ると子どもも欲しくてたまらなくなります。子どもたちがよい食習慣を身につけるためには、まずは周りの大人がよい食生活をすることが必要です。

◆ヘルスプロモーション

　健康増進をおしすすめることをヘルスプロモーションとよんでいます。

　健全に発育した口は病気にかかりにくい口です。そして、私たちはそのために何をすればよいか知っています。でもそれを毎日実行し続けるのは大変です。時代は水が低きに流れるように楽な方へ楽な方へと流れていきます。その流れに逆らって自分ひとりでがんばるには限界があります。いっしょにがんばってくれる友人や家族が必要です。そしてもし、社会全体の流れを変えることができたら、よい生活習慣を続けるのはずっと楽になります。それは不自由な（だけれど健康であった）昔の生活に戻ろうということではありません。

　例えばジャンクフードよりも健康によい食品が、安くどこでも簡単に手に入るようにはならないでしょうか。近所の人たちが、おいしい野菜を配り合うようにはならないでしょうか。ケニアの人たちはワラジのように硬い水牛の肉を「味があっておいしい」と尊重していましたが、軟らかいものが高級なのではなく、かみごたえがあるものが高級だということにはならないのでしょうか。

　簡単に嗜好を変えることは難しいかもしれませんが、努力をすれば「健康によい食品がどこでも簡単に手に入る」ようにできるかもしれません。要は、私たちがどこまで健康の大切さを真剣に考え、どれだけ多くの人が本気で取り掛かろうとするかなのだと思います。

　そして、本気で取り掛かろうと思った人たちが協力しあって、この世界を、子どもたちが健康に育つ環境にしていくことが大切なのだと思います。本気で何とかしようと思われた方に、この本が役に立つことを著者一同願ってやみません。

　　　　　　　　　　　　　坂下　玲子

■参考文献一覧

Ardern GM et al. (1958) A cineradiographic study of bottle feeding. Br. J. radiol. 31: 156-162.

Finkelstein JW, Anders TF, Sacher EJ, Roffwarg HP, Hellman LD.(1971) Behavioral state, sleep stage and growth hormone levels in human infants. J Clin Endocrinol Metab, 32(3):368-71

Inoue N, Sakashita,R. and Kamegai,T (1995) Reduction of masseter muscle activity in bottle-fed babies, Early Hum. Dev.,42: 185-193.

Inoue N, Sahashita R and T.I. Molleson (1998) Comparative study of tooth-to denture-base discrepancy and dental caries in Japanese, British and Chinese skeletal remains. Anthrop. Sci., 106: 67-84.

Sakashita R, Inoue N and Kamegai T (1996):Masseter muscle activity in bottle feeding with chewing type bottle teat,Early Hum. Dev.,45, 83-92,1996.

Sakashita R, Inoue M, Inoue N, Pan Q and Zhu H (1997) Dental disease in the Chinese Yin-Shang period with respect to relationships between citizens and slaves. Am. J. Phys. Anthropol.,103: 401-408.

Sakashita R, , Inoue N, Pan Q and Zhu H (1997) Diet and discrepancy between tooth and jaw size in the Yin-Shang period of China. Am. J. Phys. Anthropol., 103: 487-506.

Sakashita,R. and Inoue, N.(2002) Can oral health promotion help develop occlusion. Orthodontic Waves, 61: 426-434.

Sakashita R, Inoue N and Kamegai T (2004) From milk to solids: a reference standard for the transitional eating process in infants and preschool children in Japan. Eur. J. Clin. Nutr., 58: 643-653.

Turner II CG (1979) Dental anthropological indications of agriculture among the Jomon people of central Japan. Am. J. Phys. Anthropol., 51, 619-636.

井上直彦 , 坂下玲子 (1992)：子どもと口の未来のために , メディサイエンス社 ,p88-135, 東京 .

金俊煕 (2004) 満1歳で離乳が終わる． p 12-69, 現代書林 , 東京.

伊藤学而 , 広瀬寿秀 , 井上直彦 (1988) 野外調査に適した咀嚼能力測定法の検討．口腔衛生学会誌 ,38: 289-295.

井上直彦 , 石橋克 , 伊藤学而 , 井上昌一 , 亀谷哲也 , 金田一純子 , 工藤啓吾 , 桑原未代子 , 幸地省子 , 坂下玲子 , 塩野幸一 , 髙木興氏 , 三村保 , 横溝正幸：(1988) 沖縄県宮古地方における寝たきり老人の口腔疾患．歯界展望 ,72: 663-684.

坂下玲子 , 井上直彦 (1989) 幼児における歯肉炎重症度の分極化について . 小児保健研究 ,48: 359-363.

坂下玲子 (1992) 母乳哺育児と哺乳瓶哺育児の吸啜パターンの検討 . 小児保健研究 , 50: 514-520.

黒江和斗 (1991) 下顎頭と下顎科窩の加齢変化に及ぼす咀嚼の影響．日本矯正歯科学雑誌 , 50: 196-209.

竹原直道 (2001) 人類の業病 , むし歯．In むし歯の歴史．竹原直道編集 , p10-44, 砂書房 , 東京.

藤崎清道 (1999) ヘルスプロモーションの概念と今日的意義 . 公衆衛生研究 48：178-186.

水野てる子 , 渡辺和宏 , 坂下玲子 (2000) 食べて　遊んで　育って．p 28-78, 海苑社 , 東京.

横溝正幸 (1992) 幼稚園児における咀嚼行動の発達に関する研究．口腔衛生学会雑誌 , 42, 277-306.

米山武善 , 吉田光由 , 佐々木英忠ほか (2001) 要介護高齢者に対する口腔衛生の誤嚥性肺炎予防効果に関する研究 . 日本歯科医学会雑誌 , 20, 58-68.

山田正 (1991) 歯科栄養指導　歯科衛生士社会歯科医学大要 . クインテッセンス出版 , 東京.

後藤仁敏 , 他（1986）歯の比較解剖学．東京 , 医歯薬出版 .

植原和郎（1979）人類進化学入門 , 中公新書．東京 , 中央公論社 .

Hunter, W, S. (1959) : The inherritance of mesiodistal tooth diameter in twins. Doctoral thicsis, University of Michigan. p.1-79.

伊藤学而(1989)液状食摂取と唾液腺の発達 ,In 厚生省心身障害研究 , 母子保健システムの充実・改善に関する研究 . 昭和63年度研究報告書 .pp496-498.

井上直彦 , 伊藤学而 , 亀谷哲也（1986）咬合の少進化と歯科疾患—ディスクレバンシーの研究—, 東京 , 医歯薬出版 .

亀田和夫（1990）トンガの子どもたち , ワイド企画．現代っ子の歯とあご , デンタルハイジーン 12（9）,809-824.

Kamegai T (1993) Dental diseases and disorders in Maori. In Culture of food and oral health in Maori, ed Inoue N, pp 43-49, Tokyo, Therapeia Pub.Co.

Kamegai T (1995) Health Scientific study on food and dental diseases in Kenya,Research project in Grant-in-Aid for international scientific research(No.04041039).

川名英子（1986）食生活 in 食料・栄養・健康 , 食科栄養調査会編 . 東京 , 医歯薬出版 .pp20-23.

Mizoguchi Y.(1977) : Genetic variability of permanent tooth crowns as ascertained from twin data. J.Anthrop. Soc.Nippon.85(4),301-309.

樋口清之（1990）新版日本食物史 ―食生活の歴史―. 東京 , 柴田書店 .

井上直彦 , 伊藤学而 , 亀谷哲也（1986） 咬合の少進化と歯科疾患―ディスクレパンシーの研究―, 東京 , 医歯薬出版 .

甲元真之（1982）弥生文化の系譜 ,In 農耕文化と古代社会 , 歴史公論ブックス 10. 東京 , 雄山閣出版 ,pp48-56.

岡村道雄（2002）縄文の生活誌 , 改訂版 . 日本の歴史 01. 東京 , 講談社 .

鈴木　尚（1998）骨が語る日本史 . 東京 , 学生社 .pp203-227.

鈴木　尚（1977）骨―日本人の祖先はよみがえる―. 東京 , 学生社 .pp80-104.

村上氏廣（1976）先天異常序論 ,In 出生前の医学 , 村上氏廣 , 馬場一雄 , 鈴木雅洲編 . 東京 , 医学書院 .pp12-26.

Nakagawa H (1993) Multi-cultural food in Maori. In Culture of food and oral health in Maori,ed.Inoue N. pp43-49. Tokyo, Therapeia Pub. Co.

中野廣一 , 他（1997）最近の日本人の歯冠は大きくなっている ,In 臨床家のための矯正 .Year Book'97. 東京 , クインテッセンス出版 .pp44-50.

酒井琢朗（1989）歯の形態と進化―魚からヒトへの過程―. 東京 , 医歯薬出版 .pp120-154.

佐藤俊英（1990）味覚の特徴 ,In 基礎歯科生理学 , 坂田三弥 , 中村嘉男編 . 東京 , 医歯薬出版 .pp351-357.

Suzuki N (1993) Generational differences in size and morphology of tooth crowns in the young modern japanese. Anthropol.Sci.,101(4), pp405-429.

山田好秋（2004）よくわかる摂食・嚥下のメカニズム . 東京 , 医歯薬出版 .

山本妙子（1985）芋からパンへ ,In トンガ式健康法の変化に学ぶ世界の食生活 , 足立己幸 , ランギ・バエア編 . 東京 , 全国食糧振興会 ,pp48-60.

【執筆者紹介】（五十音順）

■**池田孝雄**（いけだ・たかお）
新潟大学歯学部卒業、鶴見大学歯学部小児歯科講師（歯学博士）、日本小児歯科学会小児歯科研修指導医。
小児歯科のあらゆる分野のエキスパートで、現在は小児歯科医を教育する立場にある。外傷歯の治療については豊富な経験を積んでいる。

■**伊藤学而**（いとう・がくじ）
日本矯正歯科学会の会長を経て名誉会員。鹿児島大学名誉教授。東京医科歯科大学大学院歯学研究科修了。専門であった「矯正歯科」の分野に留まらず、「口とからだの健康」「子育て」「歯科の次世代の育成」をキーワードにしてより広い活動を全国ネットでおこなっている。

■**井上昌一**（いのうえ・まさかず）
1968年　大阪大学大学院歯学研究科修了、大阪大学歯学部助手
1970年　九州大学歯学部講師、九州大学歯学部助教授
1979年　鹿児島大学歯学部教授
2002年　鹿児島大学名誉教授（現在に至る）
歯学博士。専門分野は予防歯科学、口腔細菌学。

■**亀谷哲也**（かめがい・てつや）
大阪歯科大学卒業後、岩手医科大学歯学部教授（歯科矯正学）医学博士。平成19年4月没。
日本矯正学会、日本口蓋裂学会、日本人類学会所属。
主研究テーマは、歯と顎骨の不調和に対する人類進化学的研究、古人骨および現代人の顎顔面形態からみた不調和の成立、咀嚼機能の発達と小児の咬合の成立。

■**坂下玲子**（さかした・れいこ）
1990年　東京大学医学系研究科保健学専攻修了
1992年　鹿児島大学歯学部・助手
1999年　筑波大学附属病院・副婦長
2001年　兵庫県立看護大学・助教授
2005年　兵庫県立大学・教授
保健学博士。
専門分野は口腔保健学、基礎看護学。

■**渡辺　和宏**（わたなべ・かずひろ）
新潟大学歯学部卒、同大学矯正科助手を経て埼玉県上尾市に矯正・小児・予防歯科を主に、予防と育成の歯科医療を目指して渡辺歯科を開設する。日本矯正歯科学会認定医。地元の保育所や小学校で学校歯科保健活動もおこなっており、お茶の水女子大学附属学校歯科医なども務めている。
日本矯正歯科学会、日本小児歯科学会、日本口腔衛生学会、小児保健学会所属。

■本文レイアウト・イラスト　　shima.
■カバーデザイン　　　　　　守谷義明＋六月舎

イラスト版　歯のしくみとケア
子どもとマスターする健康な歯の育て方

2008年9月20日　第1刷発行
2009年8月5日　第2刷発行

編　者　渡辺和宏
著　者　池田孝雄、伊藤学而、井上昌一、亀谷哲也、坂下玲子
発行者　上野良治
発行所　合同出版株式会社
　　　　東京都千代田区神田神保町1-28
　　　　郵便番号　101-0051
　　　　電話　03（3294）3506
　　　　振替　00180-9-65422
　　　　ホームページ　http://www.godo-shuppan.co.jp/
印　刷　新灯印刷株式会社

■刊行図書リストを無料進呈いたします。
■落丁乱丁の際はお取り換えいたします。

本書を無断で複写・転訳載することは、法律で認められている場合を除き、著作権及び出版社の権利の侵害になりますので、その場合にはあらかじめ小社宛に許諾を求めてください。
ISBN978-4-7726-0406-2　NDC 370　257×182
©Kazuhiro Watanabe, 2008

生活技術をマスターするシリーズ

■**大型イラストで子どもと学ぶ生活技術の基本** 【B5判／112ページ】

朝日、毎日、読売、ＮＨＫ、TBSなど100以上の媒体で絶賛紹介！

「模範となるはずの大人や教師も何が正しいのかわからなくなっており、一つの『お手本』としてまとめられた本」（朝日新聞家庭欄より）

イラスト版 手のしごと
谷田貝公昭＋村越晃[監修]／1942円
箸の使い方、手の洗い方など、49の日常動作を大型イラストで図解。
●好評23刷

イラスト版 体のしごと
谷田貝公昭＋村越晃[監修]／1942円
歩く、走る、跳ぶ、座る、立つなど、自分の体を自由に動かす方法。
●好評5刷

イラスト版 子どものマナー
谷田貝公昭＋村越晃[監修]／1942円
家庭、学校、友人関係など子どもたちに教えたいマナーのポイント。
●好評13刷

イラスト版 からだのしくみとケア
牧野幹男[監修]・青木香保里[編著]／1600円
子どもが自分の体を知り・管理するために必要な知識を大型図解。
●好評13刷

イラスト版 台所のしごと
坂本廣子[著]／1600円
「一歳から包丁を持たせよう」食の大切さを教えるポイントを図解。
●好評10刷

イラスト版 子どもの事故予防
子育てグッズ＆ライフ研究会[編]／1600円
家庭で、学校で、公的施設で子どもを傷害・事故から防護する対策。
●好評3刷

イラスト版 子どものお手伝い
谷田貝公昭[監修]／1600円
お手伝いは自立をうながし、家族の一員としての自覚を育てます。
●好評3刷

大好評既刊

イラスト版 ロジカル・コミュニケーション
三森ゆりか[監修]／1600円
上手にコミュニケーションをとる論理的思考方法や対話法、表現法。
●好評12刷

イラスト版 こころのコミュニケーション
有元秀文＋輿水かおり[監修]／1600円
家庭で学校で、親、先生、友だちとこころを通わすトレーニング法。
●好評8刷

イラスト版 体育のこつ
山本豪[著]／1600円
かけっこが速くなる逆上がりができる。苦手な体育を得意科目に！
●好評4刷

イラスト版 気持ちの伝え方
高取しづか＋JAMネットワーク[監修]／1600円
どんなときでもじぶんの気持ちや考えをうまく表現するわざ教えます。
●好評3刷

イラスト版 からだのつかい方・ととのえ方
橋本雄二[監修]／1600円
「息・食・動・想」4つのからだの自己管理でこころとからだを健やかに！
●最新刊

イラスト版 10歳からの性教育
高柳美知子[監修]／1600円
自分や異性の体を知って、ステキな女の子、男の子になろう！
●最新刊

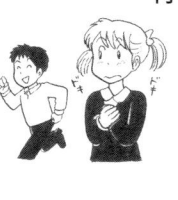